中国医学临床百家

冯　涛 /著

帕金森病

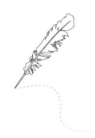

冯涛 2017 观点

U0384201

科学技术文献出版社
SCIENTIFIC AND TECHNICAL DOCUMENTATION PRESS

·北京·

图书在版编目（CIP）数据

帕金森病冯涛2017观点 / 冯涛著. —北京：科学技术文献出版社，2017.6（2021.5重印）

ISBN 978-7-5189-2634-3

Ⅰ.①帕… Ⅱ.①冯… Ⅲ.①帕金森综合征—诊疗—研究 Ⅳ.① R742.5

中国版本图书馆 CIP 数据核字（2017）第 089659 号

帕金森病冯涛2017观点

策划编辑: 孔荣华　　责任编辑: 孔荣华　赵春月　责任校对: 张吲哚　责任出版: 张志平

出　版　者	科学技术文献出版社	
地　　　址	北京市复兴路15号　　邮编　100038	
编　务　部	（010）58882938，58882087（传真）	
发　行　部	（010）58882868，58882870（传真）	
邮　购　部	（010）58882873	
官　方　网　址	www.stdp.com.cn	
发　行　者	科学技术文献出版社发行　全国各地新华书店经销	
印　刷　者	北京虎彩文化传播有限公司	
版　　　次	2017 年 6 月第 1 版　2021 年 5 月第 8 次印刷	
开　　　本	710×1000　1/16	
字　　　数	174千	
印　　　张	19.5　彩插2面	
书　　　号	ISBN 978-7-5189-2634-3	
定　　　价	128.00元	

版权所有　违法必究

购买本社图书，凡字迹不清、缺页、倒页、脱页者，本社发行部负责调换

序
Foreword

韩启德

  欧洲文艺复兴后，以维萨利发表《人体构造》为标志，现代医学不断发展，特别是从 19 世纪末开始，随着科学技术成果大量应用于医学，现代医学发展日新月异，发生了根本性的变化。

  在过去的一个世纪里，我国现代化进程加快，现代医学也急起直追。但由于启程晚，经济社会发展落后，在相当长的时期里，我国的现代医学远远落后于发达国家。记得 20 世纪 50 年代，我虽然生活在上海这个最发达的城市里，但是母亲做子宫切除术还要到全市最高级的医院才能完成；我患猩红热继发严重风湿性心包炎，只在最严重昏迷时用过一点青霉素。20世纪60—70年代，我从上海第一医学院毕业后到陕西农村基层工作，在很多时候还只能靠"一根针，一把草"治病。但是改革开放仅仅30多年，我国现代医学的发展水平已经接近发达国家。可以说，世界上所有先进的诊疗方法，中国的医生都能做，有的还做得更好。更为可喜的是，近年来我国医学界开始取得越来越多的原创性成果，在某些点上已经处于世界领先地位。中国医生已经不再盲从发达国家的疾病诊疗指南，而能根据我们自己的经验和发现，根据我国自己的实际情况制定临床标准和规范。我们越来越有自己的东西了。

要把我们"自己的东西"扩展开来，要获得越来越多"自己的东西"，就必须加强学术交流。我们一直非常重视与国外的学术交流，第一时间掌握国外学术动向，越来越多地参与国际学术会议，有了"自己的东西"也总是要在国外著名刊物去发表。但与此同时，我们更需要重视国内的学术交流，第一时间把自己的创新成果和可贵的经验传播给国内同行，不仅为加强学术互动，促进学术发展，更为学术成果的推广和应用，推动我国医学事业发展。

我国医学发展很不平衡，经济发达地区与落后地区之间差别巨大，先进医疗技术往往只有在大城市、大医院才能开展。在这种情况下，更需要采取有效方式，把现代医学的最新进展以及我国自己的研究成果和先进经验广泛传播开去。

基于以上考虑，科学技术文献出版社精心策划出版《中国医学临床百家》丛书。每本书涵盖一种或一类疾病，由该疾病领域领军专家撰写，重点介绍学术发展历史和最新研究进展，并提供具体临床实践指导。临床疾病上千种，丛书拟以每年百种以上规模持续出版，高时效性地整体展示我国临床研究和实践的最高水平，不能不说是一个重大和艰难的任务。

我浏览了丛书中已经完稿的几本书，感觉都写得很好，既全面阐述有关疾病的基本知识及其来龙去脉，又介绍疾病的最新进展，包括笔者本人及其团队的创新性观点和临床经验，学风严谨，内容深入浅出。相信每一本都保持这样质量的书定会受到医学界的欢迎，成为我国又一项成功的优秀出版工程。

　　《中国医学临床百家》丛书出版工程的启动，是我国现代医学百年进步的标志，也必将对我国临床医学发展起到积极的推动作用。衷心希望《中国医学临床百家》丛书的出版取得圆满成功！

　　是为序。

作者简介

Author introduction

冯涛，主任医师、教授、博士生导师，首都医科大学附属北京天坛医院神经病学中心神经变性病科主任，国家神经系统疾病临床研究中心委员。

现任中华医学会神经病学分会帕金森病和运动障碍疾病学组全国委员、中华医学会北京分会帕金森病和运动障碍疾病学组副主任委员、中国医师协会神经科医师分会帕金森病和运动障碍专业委员会全国委员、中华医学会老年医学分会老年神经疾病学组委员、中国阿尔茨海默病协会全国理事、国家自然科学基金评审专家。

近年来致力于帕金森病、帕金森综合征、阿尔茨海默病的生物学标志物研究、脑网络连接机制研究和神经调控治疗。在帕金森病的生物学标志物方面，进行了皮肤、唇腺、红细胞中 α－突触核蛋白作为帕金森病诊断标志物的相关研究。在帕金森病脑网络连接方面，进行了帕金森病的运动调控环路、关键节点及机制研究。在无创性神经调控治疗方面，进行了重复经颅刺激技术治疗帕金森病的新型参数和调控模式研究。在脑深部电刺激方面，建立了脑深部电刺激治疗帕金森病适应证的筛选路径和术后药物配合治疗的模式。

作为项目负责人承担国家重大研发计划、国家自然科学基金、北京市自然科学基金等国家级和省部级科研基金十余项。在国内外专业学术期刊发表文章百余篇，包括经国际同行评议发表SCI论著二十余篇。

前 言
Preface

2017 年对于从事帕金森病研究的我们而言意义非凡。从 1817 年英国医师帕金森报道这种被称为"震颤麻痹"的疾病至今已 200 年整；同时 2017 年也是我踏入医学殿堂的第 30 年。本书定稿之际，即将迎来国际帕金森病纪念日。在这个特殊的时间节点，我们撰写本书与同道们分享共勉。

本书不仅汇集了近年国内外学术界在帕金森病临床和基础研究领域的重要进展，更是我和我的团队临床与研究工作的阶段性总结，记载了我们共同努力、不懈探索的征程。这本书建立在我们诊治的数万名帕金森病患者，开展的十余项国家级、省部级科研课题，以及已经撰写发表的百余篇中英文论著、述评、综述等专业文章的基础之上。我们试图通过严谨的科学研究解答帕金森病领域的一些重要的科学问题，有的找到了初步的答案，更多的还是在探索的路上。我们试图站立在科学巨人们的肩膀上，站得更高，看得更清，走得更远。我们关注帕金森病的方方面面，是因为我们希望解除或者缓解帕金森病患者承受的种种病痛。

在帕金森病的早期精准诊断方面，我和我的团队进行了深入探索，取得了一系列研究成果，相关研究文章已经在国内外发表。从2006年开始我们创新性地建立了急性左旋多巴阶梯式试验并逐渐在国内广泛应用。在帕金森病合理服药方面，我们通过研究发现了降低诱发中国帕金森病患者运动并发症风险的左旋多巴"安全剂量"。我们团队在国内首先积极探索了通过唇腺、皮肤等外周组织活检后检测标本中的突触核蛋白异常沉积，以此来诊断突触核蛋白病。我们探索了在血液等体液内检测突触核蛋白的蛛丝马迹，力图找到体液中的帕金森病诊断生物学标志物。10年前我们开始探索应用分子影像学技术诊断帕金森病，从最初使用脱氧葡萄糖示踪剂，到应用特异的多巴胺转运体示踪剂；从单一应用分子影像技术，发展到与体液生物学标志物、病理检测、黑质超声技术联合以及相互对照分析。随着近年计算机大数据分析技术与功能影像技术的显著进步，在与帕金森病发生发展及治疗相关的脑网络、脑连接组学方面，我们也进行了深入研究，对帕金森病的震颤通路、脑深部电刺激技术对脑环路的作用机制等方面，有了新的发现。

本书不仅是我的学术观点、研究成果的总结，更是集成了国内外众多帕金森病研究的趋势、观点、前景分析、指南和共识解读。我们的帕金森病研究团队成员和我的研究生们对本书的写作做了大量工作，他们的名字已经列在具体的章节中。正是我们团队和全体研究生的团结协作和共同努力，才能有我们这十余年不懈的医学探索和一系列的研究成果，大家都是本书的共同作者。

本人能够有机会潜心于帕金森病的临床和研究工作，首先要衷心感谢我事业上的领路人——王拥军教授。正是在王拥军教授的领导和指引下，我才能够投身于这个学科方向；王拥军教授不断地鼓励我前行，在我事业的转折点给予了关键的支持。

本书即将出版之际，由衷地感谢我的老师们！感谢恩师——中国已故著名神经病学家朱克教授培养了我从事临床研究的严谨科学态度！感谢我在帕金森病研究领域的导师——陈彪教授！在学科方向上，陈彪教授是我们的领航者。

深深感谢父母、妻子和女儿这些年对我的爱、理解和支持。特别要缅怀我的父亲——已故中国晶体振荡器领域专家冯金梅先生。永远怀念父亲慈祥和亲切的目光，永远铭记父亲的勉励和期待。临近清明时节完成本书，也是对父亲深深的纪念！

本书获得国家自然科学基金和脑重大疾病数据的采集规范及挖掘分析研究（一期）的支持。感谢科学技术文献出版社在本书出版过程中给予的支持，希望我们能有机会写作更多的学术专著，奉献给帕金森病的科学研究事业。

冯涛

目　录
Contents

帕金森病的发病机制

目前帕金森病（Parkinson's disease，PD）的发病机制仍不明确，其病理生理过程涉及多种相关因素，包括黑质纹状体区线粒体功能障碍、免疫炎症反应、兴奋性神经毒性、蛋白质降解障碍、细胞凋亡等，多种机制相互协同、交叉关联，导致黑质多巴胺能神经元变性、凋亡，多巴胺缺乏，最终出现相应的临床症状。

1. 引发帕金森病或帕金森综合征的环境因素

流行病学和社会学研究显示，长期接触外界环境中有毒化学物质（杀虫药、除草药和某些工业化学品）和特定生活条件、饮食习惯（如农村生活）增加 PD 或帕金森综合征罹患率。其中，环境因素如杀虫剂 [1- 甲基 -4- 苯基 -1，2，3，6- 四氢吡啶（1-methyl-4-phenyl-1，2，3，6-tetrahydropyridine），MPTP]、除草药、有毒金属等增加脑内 α- 突触核蛋白水平可导致帕金森综合征。近期对全世界 46 个研究中心进行 Meta 分析，研究发现杀虫药增加新发 PD 风险率 1.62 倍。最近一项病例对照研究进一步针对 31 种杀虫药验证明确了暴露于百草枯和鱼藤酮增加 PD 的发病率和风险率。同样，其他有毒物质如多氯联苯、某些溶药、材料和空气污染物也增加 PD 罹患率。杀虫药的毒性作用机制可能是 MPTP 通过 B 型单胺氧化酶（monoamineoxidase B，MAO-B）氧化分离成 MPP^+（1- 甲基 -4- 苯基吡啶），MPP^+ 转入多巴胺能神经元后阻断胞内线粒体呼吸链复合体 I，而抑制 ATP 合成，增加超氧化合物量，导致对多巴胺能神经元毒性损伤。其他杀虫药也可通过抑制多巴胺能神经元泛素-蛋白酶体系统，引起蛋白质降解障碍，诱导细胞进入凋亡过程。

相反，环境保护因素包括吸烟、咖啡和饮茶习惯可降低 PD 发病风险。既往一项大规模临床预防试验发现，吸烟史越长、吸烟量越多、戒烟年龄越晚、戒断时间越短，PD 的发病风险越低。长期吸烟患者可减少 PD 风险性 36% ～ 50% 并呈负相关效应。咖啡摄入可减少 PD 风险性 33%。其中确切机制尚不明确，可能烟草和咖啡中分别含有神经保护成分，如尼古丁和咖啡因，咖啡同时富含潜在神经保护多酚类物质。钙拮抗药也降低 PD 罹患率。

目前大量文献提及尿酸水平与 PD 发病风险的相关性相对小，研究结果显示高尿酸水平保护效应与低尿酸水平相比减少 PD 风险性 33%，并且与 PD 相关轻度认知功能障碍相关。尿酸是强有力的氧自由基清除剂，抗氧化应激能力强。推测它对 PD 保护效应可能与减少氧化应激相关。

2. 近年来，帕金森病基因研究获得了实质性进展

1997 年，α- 突触核蛋白被确定为首个与帕金森相关联的常染色体显性遗传错义突变，这个里程碑式的发现掀起了数年来 PD 致病基因的研究。近年来，PD 基因研究获得了实质性进展。*SNCA*、*Parkin*、*DJ-1*、*PINK1*、*LRRK2* 及 *VPS35* 单基因形式被发现，致病基因突变导致蛋白质错误折叠、胞内堆积或诱导过度氧化应激状态，导致 PD 发生。基因与环境之间的相互作用已成为主流，易感基因导致个体对外源性或内源性因素病理损伤更加敏感。

3. 对于家族性帕金森病患者，某些基因缺失导致线粒体功能障碍

1983 年，Langston 等偶然发现 MPTP 选择性抑制线粒体复合体 I（电子传递链组成部分），开启了线粒体功能在 PD 发病机制中作用的研究。鱼藤酮、哒螨灵、三氯乙烯和唑螨酯等影响线粒体电子传递链活性，抑制线粒体移动性，增加线粒体渗透性，诱导 ROS 产生及提高一氧化氮合酶活性，导致 PD 线粒体功能障碍，直接引起 ATP 生成不足，间接损伤依赖泛素 - 蛋白酶体系统

功能，最终导致苍蝇、人类和哺乳动物多巴胺神经元退行性变。各种 PD 相关神经毒素分子可以增加体外线粒体裂变，暗示线粒体聚变和裂变均涉及 PD 发病机制。动物实验发现单胺能神经元氧化应激源于单胺类代谢及自身氧化应激，中脑黑质致密部处于高氧化应激状态。尸检发现 PD 患者黑质区谷胱甘肽（GSH）减少，铁异常聚集，蛋白质氧化，脂质过氧化，DNA 增加等氧化应激证据。同时铁的动态平衡对维持正常学习、记忆功能非常重要，沉积铁可促进羟基自由基生成，导致细胞毒性损伤。

对于家族性 PD 患者，某些基因缺失导致线粒体功能障碍。*Parkin*、*a-synuclein*、*DJ-1*、*UCHL-1*、*LRRK2*、*PINK1*、*NURR1*、*VPS35*、*HtrA2* 致病性突变直接或间接导致线粒体稳态紊乱。PD 患者黑质致密带、骨骼肌以及血小板中复合体 Ⅰ 活性均发现受损。虽然可获得 PD 脑组织尸检标本，但超微结构难以完善保存，导致线粒体形态研究甚少。辅酶 Q10 是一类在线粒体和脂质膜定位的重要抗氧化物质，在暴露于线粒体毒素如 MPTP 条件下可显示神经保护效应。然而，临床Ⅲ期实验未显示其任何保护作用。其他抗氧化应激药物仍在实验中，SS31 和 SS20 是新近研究发现作用于内膜的多肽类。MitoQ 作用于线粒体并经口吸收，但不能延缓疾病进程。

4. 免疫机制在帕金森病发病机制中起到一定作用

数十年数据积累显示，非特异性和特异性的免疫系统在 PD 进程中发生改变。目前学者认为免疫机制在 PD 发病机制中起到一定作用。神经炎症是 PD 病理的主要特征，但其作用仍需确定。

PD 患者外周血和脑脊液中 γ/δ^+ T 细胞数量升高。Benkler 等发现体液免疫在 PD 发病机制中起到一定作用。既往研究发现与 PD 病理机制相关的针对黑色素、α- 突触核蛋白和 GM1 神经节苷脂的自身抗体。近期对照研究证实 GM1 神经节苷脂可有效改善 PD 患者震颤。

免疫系统有可能攻击多巴胺能神经元内产生儿茶酚胺代谢产物的神经黑色素。Oberlander 等发现神经黑色素诱导体外功能性树突细胞分化成熟，启动 T 细胞反应，同样树突细胞可以吞噬神经黑色素。Koutsilieri 等假设激活树突细胞从脑内迁移至颈部淋巴结，完成对 T 细胞、B 细胞抗原提呈过程，引起自身免疫反应，攻击脑内富含神经黑色素的多巴胺神经元细胞，而这种自动攻击环路可以被神经黑色素激活的小胶质细胞进一步强化。

有研究报道，与 3% 的健康对照组相比，78% 的 PD 患者脑脊液衍生自身抗体可以与黑质纹状体区多巴胺神经元起反应。并且显示出对自身脑内多巴胺神经元细胞的毒性效应，并随时间和剂量的增加加重多巴胺神经元毒性作用。Chen 等早期实验发现，PD 患者血浆中抗体转移至大鼠黑质纹状体区可导致多巴胺能神经元显著丢失。相反，输入正常大鼠血浆中抗体神经元损伤减少，暗示 PD 患者中自身抗体可以识别多巴胺能神经元细胞。这些证据显示免疫机制参与 PD 发病过程，并且更倾向于作为 PD 致病的原因。

小胶质细胞参与脑内炎症反应主要细胞。PD 患者衍生 IgG 可诱导激活活化小胶质细胞，进而释放中性蛋白酶和分泌促炎性因子等，对多巴胺能神经元产生毒性作用。

PD 患者黑质纹状体和脑脊液中存在较正常人明显升高的促炎性因子（如 IL-1、IL-2、IL-6 和 TNF）。流行病学研究显示使用抗炎药，尤其非甾体类抗炎药物可减少 PD 发生的风险性，间接支持炎症可能参与 PD 发病过程。McGeer 等发现帕金森病患者颅内存在大量反应性组织相容性抗原抗体阳性的小胶质细胞，并且小胶质细胞的激活、增殖早于多巴胺能神经元变性，其高峰也先于多巴胺能神经元变性的高峰。小胶质细胞过度活化后不仅释放大量炎性因子和细胞毒性因子，同时合成集落刺激因子，吸引血液循环中的粒细胞和巨噬细胞进入中枢神经系统，进一步加重多巴胺能神经元的变性死亡。动物实验研究进一步发现，促炎性因子与多巴胺能神经元表面抗体结合启动细胞内炎症级联反应，诱导多巴胺能神经元死亡；而抑制炎性因子水平可减缓甚至阻止 PD 多巴胺能神经元的变性。

5. 蛋白质降解障碍

泛素 - 蛋白酶体系统（UPS）由泛素、泛素活化酶、泛素结合酶、泛素连接酶、蛋白酶体及其底物（蛋白质）组成。多巴胺神经元通过泛素 - 蛋白酶体系统和溶酶体自噬途径修复或特异性降解细胞内突变、损伤和异常折叠的蛋白质。通过清除异常和过量 α- 突触核蛋白减少对神经元毒性作用。在 MPTP 诱导 PD 小鼠模型中，自体吞噬体的积累和多巴胺能细胞的死亡出现于多巴胺能神经元溶酶体数量减少之后。溶酶体耗竭常继发于线粒体活性氧增加引起的溶酶体膜透明化作用的异常。自噬被认为在 α- 突触核蛋白基因突变中起到主要作用。

6. 帕金森病发病的其他机制

兴奋性谷氨酸和天门冬氨酸大量积聚，谷氨酸激活 N- 甲基 -D 天冬氨酸（NAMD）受体，突触后膜去极化，导致 Ca^{2+} 内流增强、扰乱神经元细胞内 Ca^{2+} 代谢平衡，加重了 Ca^{2+} 对多巴胺能神经元毒性作用，引起细胞死亡，上述影响已在大量动物实验中证实。通常凋亡反应是由多种分子信号转导通路参与的生物体细胞自我消亡的过程，但不正常或加速的细胞凋亡反应在 PD 发病中起到一定的作用，凋亡级联通路激活，水解一系列底物，造成 DNA 损伤，最终导致神经元凋亡。MPTP 诱导 PD 小鼠、猴模型中黑质细胞存在明显凋亡现象，使用凋亡抑制剂后，多巴胺能神经元存活率提高。临床试验发现 PD 患者中脑黑质多巴胺能神经元亦有凋亡发生，并且多与凋亡级联反应通路密切相关。总之，遗传、环境、内源性因素等多种因素协同导致 PD 发生。

参考文献

1.Polito L，Greco A，Seripa D.Genetic profile，environmental exposure，and their interaction in parkinson's disease.Parkinsons Dis，2016，2016（4）：1-9.

2.Mark M，Brouwer M，Kromhout H，et al.Is pesticide use related to Parkinson disease? Some clues to heterogeneity in study results.Environ Health Perspect，2012，120（3）：340-347.

3.Pellecchia MT，Savastano R，Moccia M，et al.Lower serum uric acid is associated with mild cognitive impairment in early Parkinson's disease：a 4-year follow-up study.J Neural Transm（Vienna），2016，123（12）：1399-1402.

4.Benskey MJ，Perez RG，Manfredsson FP.The contribution of alpha synuclein to neuronal survival and function-implications for Parkinson's disease.J Neurochem，2016，137（3）：331-359.

5.Hernandez DG，Reed X，Singleton AB.Genetics in Parkinson disease：Mendelian versus non-Mendelian inheritance.J Neurochem，2016，139（1）：59-74.

6.Bose A，Beal MF.Mitochondrial dysfunction in Parkinson's disease.J Neurochem，2016，139（1）：216-231.

7.Muñoz Y，Carrasco CM，Campos JD.Parkinson's disease：The mitochondriairon link.Parkinsons Dis, 2016, 2016: 7049108.

8.Parkinson Study Group QE3 Investigators, Beal MF, Oakes D.A randomized clinical trial of high-dosage coenzyme Q10 in early Parkinson disease: no evidence of benefit.JAMA Neurol, 2014, 71 (5): 543-552.

9.Benkler M, Agmon-Levin N, Hassin-Baer S, et al.Immunology, autoimmunity, and autoantibodies in Parkinson's disease.Clin Rev Allergy Immunol, 2012, 42 (2): 164-171.

10.Koutsilieri E, Lutz MB, Scheller C.Autoimmunity, dendritic cells and relevance for Parkinson's disease.J Neural Transm (Vienna), 2013, 120 (1): 75-81.

11.Connolly BS, Lang AE.Pharmacological treatment of Parkinson disease: a review.JAMA, 2014, 311 (16): 1670-1683.

12.McGeer PL, McGeer EG.The amyloid cascade-inflammatory hypothesis of Alzheimer disease: implications for therapy.Acta Neuropathol, 2013, 126 (4): 479-497.

13.Ward RJ, Dexter DT, Crichton RR.Ageing, neuroinflammation and neurodegeneration.Front Biosci (Schol Ed), 2015, 7 (1): 189-204.

14.Zhou X, Zöller T, Krieglstein K, et al.TGFβ_1 inhibits IFNγ-mediated microglia activation and protects mDA neurons from IFNγ-driven neurotoxicity.J Neurochem, 2015, 134 (1): 125-134.

15.Liu D, Ke Z, Luo J.Thiamine deficiency and neurodegeneration: the interplay among oxidative stress, endoplasmic reticulum stress, and autophagy.Mol Neurobiol, 2016, 5: 1-9.

16. 李鑫，冯涛，张蓉.突触核蛋白病病理学研究进展.中华老年心脑血管病杂志，2012，14（09）：1001-1003.

17. Li H，Park G，Bae N，et al.Anti-apoptotic effect of modified Chunsimyeolda-tang，a traditional Korean herbal formula，on MPTP-induced neuronal cell death in a Parkinson's disease mouse model.J Ethnopharmacol，2015，176：336-344.

18. Macchi B，Di Paola R，Marino-Merlo F，et al.Inflammatory and cell death pathways in brain and peripheral blood in Parkinson's disease.CNS Neurol Disord Drug Targets，2015，14（3）：313-324.

（蒋　莹　整理）

中国医学临床百家

帕金森病遗传学进展

PD 是常见的神经系统退行性疾病，目前其病因及发病机制尚不完全清楚，研究认为 PD 是由遗传因素和环境因素共同作用的结果。早发型 PD（early onset Parkinson's disease，EOPD）、家族性PD中遗传因素占有重要作用，散发性PD亦并非单纯环境、老化因素所致，许多易感基因及相关位点可增加 PD 发生风险。至今已有 20 余个基因得到明确定位，根据其遗传方式，可分为常染色体显性遗传、常染色体隐性遗传（表 1）。本章节主要对帕金森病的基因进行阐述。

表 1　帕金森病相关基因

	基因	基因定位	OMIM
常染色体显性遗传			
PARK1/4	*SNCA*	4q21-q23	168601
PARK5	*UCH-L1*	4p14	191342
PARK8	*LRRK2*	12q12	607060

中国医学临床百家

续表

	基因	基因定位	OMIM
PARK11	GIGYF2	2q36-q37	607688
PARK13	HTRA2	2p12	610297
PARK17	VPS35	16q11.2	614203
PARK18	EIF4G1	3q27.1	614251
PARK21	DNAJC13	3q22.1	614334
常染色体隐性遗传			
PARK2	Parkin	6q25-q27	600116
PARK6	PINK1	1p35-p36	605909
PARK7	DJ-1	1p36	606324
PARK9	ATP13A2	1p36	606693
PARK14	PLA2G6	22q13.1	603604
PARK15	FBXO7	22q12-q13	260300
PARK19	DNAJC6	1p31.3	615528
PARK20	SYNJ1	21q22	615530

7. 帕金森病常染色体显性遗传

（1）*SNCA*（PARK1/4）

SNCA（α-synuclein/α- 突触核蛋白基因）是最先报道的与家族性 PD 相关的基因，又称为 PARK1/4。1997 年，Polymeropoulos 等首先报道了在一个意大利裔家族和 3 个没有血缘关系的希腊裔家族中发现 *SNCA* 基因 A53T 突变。1998 年，Kruger 等在一个家族性 PD 患者中发现 *SNCA* 基因 A30P 突变。*SNCA* 基因在常染色

体显性遗传 PD 中发生频率仅次于 LRRK2。少数散发性 PD 患者也存在 *SNCA* 基因突变。*SNCA* 基因定位于染色体 4q21-q23 上，包含 6 个外显子，全长 117kb，后 5 个外显子编码 α- 突触核蛋白。α- 突触核蛋白由 140 个氨基酸组成，是一小分子（19kDa）、高度保守序列的蛋白，在脑内黑质、丘脑、海马、杏仁核、胼胝体和尾状核中大量表达。α- 突触核蛋白结构上为天然的非折叠蛋白，正常生理状况下能形成稳定的 α- 螺旋结构，突变型的 α- 突触核蛋白改变了其二级结构和可溶性，导致异常聚集，形成路易小体，造成细胞凋亡。*SNCA* 突变形式包括双倍或三倍重复序列和点突变。目前已确认有多个错义突变位点，包括 A53T、A30P、H50Q、G51D、E46 等。此外，*SNCA* 基因的多个多态性位点可增加散发人群 PD 的风险，包括 rs356219 和 Rep1 长度等。临床上，*SNCA* 突变 PD 患者除了 PD 运动症状外，可伴有肌阵挛、严重自主神经功能障碍、痴呆等，且随着疾病进展对左旋多巴反应减退。

（2）*LRRK2*（PARK8）

LRRK2（leucine-rich repeat kinase2/ 富亮氨酸重复激酶 2）又称 PARK8，最初在一个日本家系中发现，2004 年定位于 *LRRK2* 基因。约 1% ～ 2% 散发性 PD 和 5% ～ 7% 家族性 PD 患者存在 *LRRK2* 基因突变，是常染色体显性遗传 PD 最常见的原因。*LRRK2* 位于 12q12，含有 51 个外显子，长 144kb。*LRRK2* 基因

编码 LRRK2 蛋白，该蛋白又称为 dardarin 蛋白或富亮氨酸重复序列激酶，含有 257 个氨基酸，分子量为 280kDa，属于表面膜蛋白家族。LRRK2 蛋白在脑组织中广泛表达，以大脑皮质、海马、尾壳核、杏仁核区域表达量最高。*LRRK2* 基因突变可能通过改变酪氨酸激酶活性、改变结构域、影响嗅觉通路等方式致病。不同人种和地区 PD 患者的 *LRRK2* 基因的致病突变位点存在差异。

目前研究较多的有以下几种突变：G2019S、R1441C/G、G2385R、R1628P。① G2019S 位于 41 号外显子，是欧美最普遍的突变位点，突变率可高达 10%，但非中国 PD 患者常见突变位点。G2019S 通过增强 LRRK2 自身磷酸化水平和底物磷酸化水平，导致 LRRK2 激酶活性增高，引发细胞内路易小体形成。G2019S 携带者有一个有趣的现象，即其外显率具有年龄依赖的特点：60 岁、70 岁、80 岁外显率分别为 15%、21%、32%。② R1441C/G：R1441C 存在于 LRRK2 的 Roc 结构域中，是 G2019S 之后第二频发的突变，但非我国热点突变。③ G2385R 和 R1628P 是亚洲人群中 PD 的基因突变热点，G2385R 约占亚洲人群 PD 的 10%，R1628P 约占 3%，可增加至少 2 倍发病风险。研究发现与中国大陆和中国台湾人群 PD 风险存在明确相关性，但在西方国家白种人病例对照研究中尚未发现与 PD 存在相关性。G2385R 突变引起线粒体功能障碍，发生细胞凋亡，目前认为 LRR 结构域和 WD-40 结构域参与了这一过程。此外，一些

PD 患者中还发现了 Y1699C、I2020T、K544E、A211V 等突变位点。存在有 *LRRK2* 基因突变的 PD 患者与典型的晚发 PD 患者在临床表现上非常相似，携带 *LRRK2* 突变基因的纯合子与杂合子 PD 患者间的临床表型也没有显著的差别。

（3）*VPS35*（PARK17）

VPS35 是家族性 PD 的少见原因，呈常染色体显性遗传。该基因分别在瑞士和澳大利亚两个家系中发现，突变位点均为 p.D620N（c.1858G > A），发生率 < 0.1%。*VPS35* 是逆转运体复合物的成分之一，参与核内至高尔基体的逆向转运。

（4）*UCH-L1*（PARK5）

UCH-L1 基因定位于 4p14，含有 9 个外显子，呈常染色体显性遗传，编码 UCH-L1 蛋白，该蛋白含有 212 个氨基酸，属于泛素 C 端水解酶家族，在脑内含量丰富，参与泛素循环，突变的蛋白水解能力下降，导致异常蛋白聚集。

8. 帕金森病常染色体隐性遗传

（1）*Parkin*（PARK2）

Parkin 基因又称 PARK2，呈常染色体隐性遗传，位于 6q25.2-q27，全长 500kb，是早发型 PD 的常见致病基因。无论有无家族史，*Parkin* 基因突变在早发型 PD 患者均可出现。欧洲研究显示 49% 具有常染色体隐性遗传家族史的早发型 PD 患者存在

Parkin 基因突变，不同国家和地区散发性早发型 PD 患者 *Parkin* 基因突变频率在 1.75% ～ 21%，以 20 岁前起病者突变阳性率最高。

Parkin 基因编码 Parkin 蛋白，分子量为 52kDa，由 465 个氨基酸构成，是一种泛素连接酶，遗传上高度保守。待清除的蛋白首先结合到 Parkin 蛋白，然后与 E2 相连的已活化泛素结合而发挥其降解蛋白功能。*Parkin* 基因突变可能导致蛋白酶体系统损害，另有研究发现 *Parkin* 基因异常与线粒体功能障碍可能相关。

Parkin 基因包含 12 个外显子，基因突变多样，包括外显子重排突变（外显子缺失突变、双重重复突变、三重重复突变）、点突变（错义突变、无义突变）、小片段缺失 / 插入等。目前研究认为，*Parkin* 基因杂合突变或者纯合突变影响 PD 的发病年龄，基因纯合突变发病年龄更早，致病作用无地域或种族的特异性。

临床上 *Parkin* 基因突变者疾病进展缓慢，多以震颤和运动迟缓为首发症状，肌张力障碍和对称性症状早发且多见，晨起症状轻，查体可见腱反射异常活跃，对左旋多巴反应良好，但可出现药物远期并发症，包括异动症、"剂末现象"等。

（2）*PINK1*（PARK6）

PINK1（PTEN-induced kinase 1/PTEN 诱导激酶 1）又称 PARK6，基因定位于 1p35-p36，含有 8 个外显子，全长 1.8kb，呈常染色体隐性遗传，编码四硝酸戊四醇（酯）长效硝酸甘油诱

导激酶 1（pink 蛋白）。其突变占早发型 PD 的 1%～2%。

Pink 蛋白含有 581 个氨基酸，N 端存在一个线粒体定位序列，可能通过减轻应激状态下线粒体功能障碍和细胞凋亡保护神经元。突变的 pink 蛋白稳定性、定位以及激酶活性受到破坏，造成线粒体功能异常、氧化应激，从而发生 PD。目前已发现多个突变与 PD 有关，包括 Thr313Met、G309D、Trp437X 等。此外，Arg340Thr、IVS5-5G＞A 等可增加我国汉族人群晚发型 PD 发生风险。

（3）*DJ-1*（PARK7）

DJ-1 又称 PARK7，最早在两个欧洲早发型 PD 家系中被发现，呈常染色体隐性遗传。在早发性 PD 中所占比例＜1%，散发病例中少见。*DJ-1* 基因位于 1p36.2-p36.3，含有 7 个外显子，全长 24kb，其突变类型多样，包括错义突变、截短突变、剪切位点突变、外显子重排突变等。

DJ-1 编码 DJ-1 蛋白，含有 189 个氨基酸，是氢过氧化物反应蛋白，参与机体氧化应激反应过程。*DJ-1* 与 *PINKl/Parkin* 通路一样在氧化应激的环境中可以维持线粒体的功能。突变的 DJ-1 蛋白使细胞容易受到氧化应激的损伤，尤其是线粒体复合物 I 更容易受损。

（4）*ATP13A2*（PARK9）

ATP13A2（ATPase type 13A2）基因又称 PARK9，位于 1p36，

含有 29 个外显子，全长 26 kb。*ATP13A2* 基因的 mRNA 广泛表达于各个组织，在成人中枢神经系统亚区（包括黑质）中表达水平较高，编码溶酶体 5P-type ATPase，参与调控细胞内锰的稳态和线粒体功能。

ATP13A2 基因与早发型 PD 和 Kufor-Rakeb 综合征（Kufor-Rakeb syndrome，KRS）相关。存在纯合或复合杂合突变可出现 KRS，临床表现除锥体外系症状外，还有痉挛、核上性凝视麻痹、痴呆、面部 - 咽喉 - 手指轻微肌肉震颤、视幻觉和眼肌阵挛，进展较快，迅速发展至卧床。杂合突变可能与早发型 PD 有关。

（5）*PLA2G6*（PARK14）

PLA2G6（phospholipase A2，group Ⅵ）又称 PARK14，呈常染色体隐性遗传，为磷脂酶 A2 第Ⅵ型基因，定位于 22q12，包含 17 个外显子，主要编码 2 种具有磷脂酶活性蛋白 VIA-1（iPLA2-A）和 VIA-2（iPLA2-β）。*PLA2G6* 基因突变后可使蛋白四聚体结构状态或酶活性中心破坏而使 iPLA2-β 酶活性减退或丧失。

PLA2G6 突变首先在肌张力障碍 - 帕金森综合征家系中发现，患者多青年起病，以非运动症状或认知功能减退为首发，逐渐出现帕金森综合征表现，可伴有肌张力障碍、共济失调、构音障碍及锥体束等症状。进展较快，对左旋多巴或受体激动药有效，短期内出现运动并发症。之后研究发现 *PLA2G6* 突变者亦可表现为

早发型 PD。多巴胺转运体（dopamine transporter）PET 检查可发现双侧纹状体区多巴胺能神经元的丢失。

（6）*FBXO7*（PARK15）

FBXO7 又称 PARK15，是 PD 少见致病基因。*FBXO7* 基因位于 22q11.2，呈常染色体隐性遗传，患者家族中多有近亲婚配。*FBXO7* 编码 F-box 家族成员蛋白质，参与泛素 - 蛋白酶体蛋白降解通路。

临床上，*FBXO7* 突变患者除帕金森样表现外，还可合并肢体痉挛、腱反射亢进、病理征阳性等锥体束受累表现，以往称为帕金森 - 锥体束综合征（parkinsonian-pyramidal syndrome，PPS）或苍白球 - 锥体束病（pallido-pyramidal disease，PPD）。

9. 帕金森病易感基因

某些基因突变位点不直接致病，在正常人群中也可检出，但其存在可增加 PD 发生风险，称为易感基因。近年来，通过全基因组关联研究（genome-wide association study，GWAS）和 Meta 分析，发现若干与 PD 相关的易感基因和易感位点。

GBA（glucocerebrosidase）是 PD 中较为常见的易感基因，在散发性 PD 中检出率排在第二位。携带有 L444P 和 N370S 突变位点的 PD 患者较非突变者发病年龄早，出现非运动症状（智能减退）概率高。研究还发现，在 50 岁、60 岁、70 岁、80 岁，*GBA*

的外显率分别是 7.6%、13.7%、21.4% 和 29.7%。此外，较常见的易感基因和位点还包括：MAPT（rs246562 和 rs2435207）、SNCA（rs356219 和 Rep1 长度）、BST1（rs4273468、rs11931532 和 rs4538475）、PARK16（rs823144、rs947211、rs823128、rs823156 和 rs708730）等，不同地区和人群差异较大。多个易感基因携带者发生 PD 风险显著增高，与携带个数有相关性，可能与多个微效基因突变的叠加作用、环境等因素有关。

随着遗传学的发展和新技术的应用（如二代测序、GWAS），越来越多的 PD 相关基因得以明确，对疾病的认识深入至分子学水平，为我们研究 PD 发病机制和病理生理提供遗传学基础，有利于基因诊断、产前诊断和遗传咨询的开展，同时为 PD 的基因治疗打开广阔思路。

参考文献

1.Tan J，Zhang T，Jiang L，et al.Regulation of intracellular manganese homeostasis by Kufor-Rakeb syndrome-associated ATP13A2 protein.J Biol Chem，2011，286（34）：29654-29662.

2.Ramonet D，Podhajska A，Stafa K，et al.PARK9-associated ATP13A2 localizes to intracellular acidic vesicles and regulates cation homeostasis and neuronal integrity. Hum Mol Genet，2012，21（8）：1725-1743.

3.Gusdon AM，Zhu J，Van Houten B，et al.ATP13A2 regulates mitochondrial bioenergetics through macroautophagy.Neurobiol Dis，2012，45（3）：962-972.

4.Allyson J，Bi X，Baudry M，et al.Maintenance of synaptic stability requires calcium-independent phospholipase A2 activity.Neural Plast，2012，2012（2090-5904）：569149.

5.Zimprich A，Benet-Pagès A，Struhal W，et al.A mutation in VPS35，encoding a subunit of the retromer complex，causes late-onset Parkinson disease.Am J Hum Genet，2011，89（1）：168-175.

6.Vilariño-Güell C，Wider C，Ross OA，et al.VPS35 mutations in Parkinson disease.Am J Hum Genet，2011，89（1）：162-167.

7.Anheim M，Elbaz A，Lesage S，et al.Penetrance of Parkinson disease in glucocerebrosidase gene mutation carriers.Neurology，2012，78（6）：417-420.

8.Kumar KR，ohmann K，Klein C.Genetics of Parkinson disease and other movement disorders.Curr Opin Neurol，2012，25（4）：466-474.

9.Wang C，Cai Y，Zheng Z，et al.Penetrance of LRRK2 G2385R and R1628P is modified by common PD-associated genetic variants.Parkinsonism Relat Disord，2012，18（8）：958-963.

（马凌燕　整理）

帕金森病的脑网络

10. 基于亚型的帕金森病脑网络研究进展

大量研究证据表明，PD 患者除了黑质 - 纹状体受累外，皮质下及皮质结构和功能亦存在异常，提示 PD 的病理生理改变可能累及多个神经模块。不同脑网络表现可能是 PD 临床异质性的机制之一。

（1）PD 临床分型

PD 是一种临床异质性很强的疾病，不同患者在临床表现（运动症状和非运动症状组合）、影像学及预后存在很大差异。这种异质性提示 PD 存在不同亚型，明确分型对临床诊断及治疗具有重要意义。

目前 PD 临床分型主要根据临床运动症状和起病年龄划分，其中前者在临床诊疗中最为常用。根据起病年龄，PD 患者可分为青少年起病、早发型、晚发型。根据运动症状分类，可分为震颤为主型和非震颤为主型（包括强直少动型和姿势步态异常型），震颤为主型及姿势步态异常型，不同研究分型略有差异。与震颤为主型患者相比，姿势步态异常型 PD 患者生活质量较低，疾病进展较快，认知障碍较严重，生存时间较短，同时药物及脑深部电刺激（deep brain stimulation，DBS）治疗效果较差。除以上经验分型外，一种聚类分析的统计学方法也应用于 PD 分型研究。我们通过对 1510 名 PD 患者进行聚类分析发现，根据症状数据可将 PD 分为以下四型：非震颤为主型、晚发快速进展型、良性单纯运动型和震颤为主伴缓慢进展型，且分类之间一致性较好。以上研究说明 PD 是一种临床异质性很强的神经系统变性疾病，不同亚型之间可能存在不同的遗传及病理生理基础，相应的治疗方案也不尽相同。临床上应根据不同分型对患者给予个体化治疗，提高疗效。

（2）不同运动亚型 PD 患者静息态脑功能活动存在差异

静息态功能磁共振（resting-state functional magnetic resonance imaging，RS-fMRI）为 PD 的病理生理学机制提供了重要的研究手段。静息状态时，大脑低频振幅血氧水平依赖（blood oxygen level dependent，BOLD）信号可以反映自发神经活动。本团队工作招募了 31 名 PD 患者及 22 名健康人做对照，根据临床量表将患者分为震颤为主型及姿势步态异常型，并进行静息态功能磁共振扫描。通过计算低频段内（0.01 ~ 0.08Hz）BOLD 信号的低频振幅（amplitude of low-frequency fluctuations，ALFF）大小，可以反映出大脑自发神经活动的强弱。我们发现：震颤为主型 PD 患者小脑后叶第Ⅷ小叶磁共振成像 ALFF 值较正常对照升高，而姿势步态异常为主型 PD 患者小脑后叶第Ⅷ小叶 ALFF 值较正常对照下降；此外，小脑后叶第Ⅷ小叶 ALFF 值与震颤评分呈正相关。证实小脑后叶自发神经活动增高与 PD 震颤关系密切。

（3）不同运动亚型 PD 患者脑功能连接存在差异

不同运动亚型 PD 患者脑自发神经活动存在差异，尤其是小脑后叶在震颤为主型 PD 患者中升高，而在步态姿势异常为主型 PD 患者中下降，提示小脑功能变化可能与 PD 不同临床表型有关。齿状核为小脑重要核团，齿状核传出神经至红核，再经过丘脑与大脑皮质形成齿状核 - 丘脑 - 皮质环路。此外，齿状核与丘脑底核（subthalamicnucleus，STN）、苍白球存在功能与解剖的联系，因此，基底节功能异常可能影响齿状核功能，同时齿状核功能活动也可能影响基底节环路。我们团队前期以齿状核为种子点行不同运动亚型 PD 患者的全脑功能连接分析，比较不同运动亚型 PD 患者齿状核功能连接的差异及其与临床相关性。结果发现，震颤为主型 PD 患者齿状核 - 小脑内部功能连接显著增强，且与震颤严重程度正相关；而姿势步态异常为主型的 PD 患者齿状核 - 小脑内部功能连接较正常对照显著下降，与临床相关，进一步支持小脑功能的异常（功能连接）可能是不同 PD 运动亚型临床表型的基础。

然而，小脑内部功能连接的异常如何影响 PD 基底节环路尚不明确。我们假设，不同运动亚型 PD 患者小脑与基底节的功能连接也存在差异，基底节 - 小脑的功能连接在震颤为主型 PD 患者中可能增加，而在姿势步态异常为主型的 PD 患者中可能下降。这可以解释震颤为主型的 PD 患者病程相对进展缓慢，因功能活跃的小脑可能代偿减退的基底节功能；此外，还可解释基底节功能减退所解释不了的 PD "震颤" 这一运动增多的症状。而临床上，STN 脑深部电刺激可以缓解 PD 震颤，且 STN 与齿状核存在功能与解剖连接，因此，我们假设 STN 功能连接在不同运动亚型 PD 患者中存在差异，尤其是小脑。我们以 STN 为种子点行全脑功能连接分析，结果显示，震颤为主型 PD 患者 STN-小脑功能连接较正常对照、姿势步态异常为主型 PD 患者显著增加，且与震颤严重程度正相关；而姿势步态异常为主型 PD 患者 STN- 壳核功能连接显著下降，且与姿势步态异常严重程度显著相关。

以上研究显示，小脑自发神经活动、小脑内部功能连接、小脑与基底节的功能连接可能与 PD 不同运动表型相关，尤其与 PD 震颤关系密切。

（4）基于图论的全脑网络分析 PD 运动亚型的脑网络差异

中国医学临床百家

不同于脑功能连接图谱，基于图论的复杂网络理论揭示了全脑功能连接的拓扑属性，如"小世界"属性、模块化的组织结构以及主要分布在联合皮质上的关键节点（Hub）。其中 Hub 在大脑中存在较少却与全脑有广泛的功能连接，且与其他脑区相比代谢显著较高，可能发挥重要的生理作用。基于图论的分析方法将大脑各个节点分别做功能连接，克服了因设置单一"种子点"带来的偏倚。基于图论的脑网络分析在 PD 领域尚缺乏研究。Luo 等利用图论的分析方法发现新发 PD 患者脑网络的集群系数和局部效率下降，且与认知障碍相关；颞顶区以及感觉运动皮质的加权中心度下降，与帕金森综合评分量表（CUPDRS）Ⅲ运动评分显著相关。这些结果提示 PD 患者具有异常的脑网络拓扑属性，这为理解 PD 神经病理机制提供了新视角，也可能为 PD 的早期诊断提供脑网络影像学标记。然而，目前尚无已发表的不同运动亚型 PD 之间的脑网络拓扑属性差异研究。为此，我们拟招募新发 PD 患者，通过 UPDRS 评分进行运动分型，观察不同 PD 运动亚型之间脑网络拓扑属性的差异，分析其与行为学指标的相关性。我们团队尚未发表的研究发现，PD 不同运动亚型均存在感觉运动网络、视觉网络的脑网络效率下降，表现为节点度、局部效率、全局效率的下降和最短路径长度的上升。而震颤为主型 PD 患者与姿势步态异常为主型 PD 患者双侧小脑的节点度高，但较正常对照仍下降，提示 PD 患者均小脑功能连接效率的下降，但不同运动亚型下降存在差异。该结果与临床震颤为主型PD患者相对良性的病程相符。

结合以上脑功能活动、功能连接、基于图论的脑网络研究，我们可以发现，不同亚型PD患者脑网络存在差异，其中，小脑显示较高的相关性。震颤为主型PD患者显示小脑功能活动增高、与基底节功能连接增强，而姿势步态异常为主型PD则表现相反。然而，不论何种亚型，小脑连接效率均下降，并以姿势步态异常为主型为重，提示虽然震颤为主型PD患者小脑内部及与基底节之间连接效率增加，但小脑与大脑其他区域的连接可能被破坏，这与PD广泛受累的脑网络可能有关。

11. 帕金森病步态异常的脑网络和神经环路研究进展

基于亚型的PD脑功能研究发现，与震颤为主型患者相比，姿势步态异常为主型PD患者生活质量较低，疾病进展较快，认知障碍较严重，生存时间较短，同时药物及脑深部电刺激治疗效果较差。PD异常步态与PD震颤、运动迟缓无明显相关性，而与执行功能异常、视幻觉、情绪异常及临床相对不良预后有关，有独特性。此外，PD的步态异常可能不是一种单一的临床现象，而是由不同的潜在机制导致的临床症候群。部分患者的异常步态属于运动迟缓，表现为持续、均匀的步幅减小和速度减慢，与纹

中国医学临床百家

状体 - 丘脑 - 皮质环路、多巴胺能神经元功能异常有关，多巴类药物或 DBS 手术治疗可改善。但部分患者步态异常，如冻结步态、慌张步态，存在运动自动化异常和连续化效应，可能涉及皮质、皮质下、脊髓、小脑等多个脑区，涉及运动、执行、注意等多个脑功能异常，目前机制尚不明确，多巴类药物无效。

（1）PD 步态异常的行为学特点

PD 的步态异常包括多种临床形式，持续、均匀的步幅减小、步速减慢，多巴类药物治疗有效；步态冻结，慌张步态，可能与运动自动化异常和连续化效应有关，多巴类药物治疗无效。

运动自动化是指无须注意力参与运动细节而执行运动任务的能力，尤其是对于准确性要求低且日常经常进行的运动。运动自动化是有长期对以往学习的技能的运动自动编码。冻结步态可能是运动自动化异常的表现之一。正常人的起步和行走由长期的训练已达到自动化程度，而 PD 患者这种自动化能力受损，过度依赖外部感觉性刺激。因此部分患者冻结步态（包括起步困难）可通过眼前放置障碍物、音乐刺激等方式改善。冻结步态与运动自动化的关系目前仍是假说阶段，具体内容将在下文中阐述。冻结步态还可因狭小空间、情绪激动或紧张、转弯、接近目标物等诱发或加重，这些行为学特征对其机制有一定的提示作用。运动自动化异常还可表现在 PD 患者难以双重任务（dual task）。双重任务常在反复训练一个简单动作后加上另一个简单动作，若同时进行两个任务时，前一个任务也可完成，则反映第一个任务的自动化。一般而言，运动自动化受损有 3 个特点：第一，正常人可完成的简单、常见的运动任务 PD 患者完成困难；第二，通过外界刺激（听觉、视觉、触觉）可显著改善；第三，同时进行另一个活动或任务时，运动困难加重。多巴类药物治疗和 STN 或苍白球刺激术（GPi-DBS）对这种现象无明显改善。

PD 患者连续性运动异常或称连续化效应是指患者在运动过程中，运动幅度越来越小的现象。慌张步态是 PD 下肢连续化效应的表现之一，表现为在行走时步幅渐小、步速渐快的现象。部分 PD 患者的小写症存在渐小的情况，属于上肢的连续化效应。多巴类药物治疗和 STN 或 GPi-DBS 对这种现象无明显改善。某些冻结步态前可见连续化效应，表现为步态冻结前的步幅渐减，且可由外界刺激改善，提示连续化效应和运动自动化可能具有近似的脑网络机制。

（2）生理性步态相关神经环路

生理状态下，脊髓移动模式产生器，也称中枢移动模式产生器，通过整合感觉反馈和小脑、基底节、大脑皮质的信息来产生节律性步态。其中，前额叶皮质参与步态的发动和传递运动信息至基底节。基底节进而解除对中脑移动区域 [如楔状核、脚桥核（pedunculopontine nucleus，PPN）] 的抑制性控制，从而发动步态。小脑参与步态的调节，小脑运动区（小脑中线、顶核附近）

接受蚓部和蚓周小脑皮质的信息传入控制步态速度和稳定性。小脑蚓部整合视觉、前庭、本体感觉信息。小脑运动区传出信号与中脑移动区域一同下行传导至脊髓节律产生中枢。

（3）PD 步态异常的脑网络机制

PD 的步态异常被认为可能不是一种单一的临床现象，而是由不同的潜在机制导致的临床症候群。部分患者可仅有一种或多种异常步态，因此对于药物和手术治疗的疗效也存在差异，也提示了 PD 异常步态的神经基础可能存在异质性。功能影像技术从脑网络的角度，为揭示 PD 步态异常提供了有效手段。部分患者的异常步态表现为持续、一致的步幅小以及步速减慢，多巴类药物或丘脑底核脑深部电刺激（STN-DBS）治疗可改善，这与传统的多巴胺能神经元功能异常及纹状体 - 丘脑 - 皮质环路紊乱关系密切。

多巴类药物无效的 PD 步态异常发生机制尚未完全明确，生理性步态神经环路的功能紊乱可能是其原因，如基底节对中脑、脊髓等步态模式中枢的抑制增强，运动自动化脑网络系统受损，执行网络异常等。研究提示，冻结步态可能涉及皮质、皮质下、脊髓多个脑区功能异常。

①假说一：运动相关环路异常导致的基底节对中脑、脊髓移动中枢抑制增强

STN 与苍白球内侧核（globu pallidus interna，GPi）病理性

神经活动增高是 PD 纹状体 - 丘脑 - 基底节环路的特征之一。灵长动物中脑移动运动相关脑区如 PPN 的传入纤维 80% 接受 GPi 神经传入。因此，理论上 GPi 功能增强，通过抑制性神经突触传递可能引起 PPN 功能继发减弱，进而干扰下游脊髓移动模式产生中枢。小脑和皮质功能异常也可能通过抑制中脑移动相关脑区及其下游脊髓模式中枢，引起 PD 步态障碍。亚型比较的研究发现，姿势步态异常为主型 PD 与震颤为主型以及正常对照相比，小脑、壳核自发神经活动更低，而震颤为主型 PD 小脑（第 Ⅷ 小叶）自发神经活动增强，提示 PD 患者姿势步态异常可能与小脑、基底节区自发神经活动下降有关。小脑传出纤维至 PPN，进而下传至脊髓，因此，小脑功能异常也可能参与 PD 步态相关神经机制。步态障碍的 PD 患者小脑、中脑的胆碱能神经元缺失更为严重，并与 PD 步态异常严重程度相关，与该假说相符。此外，以齿状核为种子点的功能连接分析发现步势异态姿常为主型 PD 患者齿状核 - 小脑内部功能连接以及齿状核 - 尾状核头功能连接下降，提示小脑功能异常可能与 PD 异常步态有关。Fling 等以 PPN 核团为种子点做功能连接分析，发现存在冻结步态的 PD 患者 PPN 与小脑移动区域、STN、前辅助运动区（supplementary motor area，SMA）以及前额叶皮质功能连接下降，提示运动皮质及其下游结构的功能网络异常。临床上，STN-BDS 可能引起步态异常加重，以及 PPN 核的低频脑深部电刺激可改善部分患者步态，比较符合该假说，但仍需进一步证实。

②假说二：运动自动化脑网络系统受损

在正常人中，当任务实现自动化时，许多脑区的脑功能活动下降，如前额叶背外侧皮质（DLPFC）、扣带回前部（ACC）、辅助运动区前部（preSMA）、运动前区（PMC）、顶叶、小脑。同时，运动相关脑区（运动皮质、基底节、小脑）之间的功能连接增强。运动相关脑区与注意相关脑区之间的功能连接下降，提示运动自动化对注意需求的下降。基底节也参与运动自动化的过程，壳核前部、尾状核与皮质联络区存在大量联系，壳核后部与感觉运动皮质存在相互联系。壳核前部参与运动的学习，当运动自动化实现时，壳核前部自发神经活动下降，而壳核后部自发神经活动增强。研究发现，双重任务运动自动化过程中，PD患者SMA区自发神经活动无明显下降，而与正常对照相比PD患者注意相关网络神经活动增强，提示患者自动化网络异常，注意相关网络代偿性增高。

③假说三：执行、感知觉相关脑网络异常导致冻结步态

冻结步态在激动、紧张、狭小空间或接近目标物、转弯时加重，提示其可能存在潜在的认知和感知觉网络受累。此外，冻结步态与震颤、运动迟缓和强直无明显相关性，而与情绪异常（焦虑、抑郁）、视幻觉、认知减退（尤其是执行功能减退）相关，提示高级皮质功能与冻结步态可能具有一定的关系。PD患者存

在视觉感知障碍。理论上，在通过狭窄空间时，脑网络传递错误的感知信息，患者潜意识错误夸大了空间狭小程度，可能造成步态冻结。有功能连接研究证实视觉网络系统在冻结步态患者中较正常对照功能连接下降，但该假说未得到证实。冻结步态与多种执行能力下降显著相关。目前关于执行网络、视觉网络与冻结步态的关系影像学研究结果不一，有待进一步研究及 Meta 分析明确。

（4）PD 步态异常已有较为合理的模型和理论，还需进一步证实

PD 异常步态与 PD 震颤、运动迟缓无明显相关性，而与执行功能异常、视幻觉、情绪异常及临床相对不良预后有关，具有独特性。临床上，姿势步态异常为主的 PD 患者提示预后相对不良。PD 患者的迟缓步态多巴类治疗有效，而患者的自动化异常和连续化效应往往治疗困难，提示多巴胺能系统以外的神经环路受累。部分 PD 异常步态，如冻结步态、慌张步态，可能涉及皮质、皮质下、脊髓、小脑等多个脑区，涉及运动、执行、注意等多个脑功能异常，目前机制尚不明确，多巴类药物无效。从脑网络的角度观察 PD 步态，尤其是药物难治的异常步态具有很高的研究价值，为未来找到药物或神经调控治疗提供了手段。目前，PD 步态异常已有了一些较为合理的模型和理论，需要进一步证实。

12. 帕金森病认知障碍与额叶执行功能异常的神经环路研究进展

认知障碍是 PD 常见的非运动症状。横断面研究报道约 30% 的 PD 患者存在痴呆，队列研究发现 70% ～ 85% 的 PD 患者病程中存在认知下降，约 48% 的患者随访 15 年可诊断痴呆。PD 的认知功能在发病早期已有损害，在新发 PD 人群中，通过特定行为学试验（如伦敦塔试验等），几乎所有 PD 患者存在额叶执行功能受累，提示 PD 在出现临床可观察到的认知障碍以前，已有认知受累。国际运动障碍协会（MDS）2007 年发表了帕金森病痴呆（Parkinson's disease dementia，PDD）诊断标准，2012 年发表了帕金森病轻度认知功能障碍（PD-MCI）的诊断标准。然而，PD 认知障碍的机制目前尚不清楚。

PD 认知障碍包括 PD-MCI 和 PDD，其中记忆、注意力、视知觉、语言等多个认知领域受累。需要注意的是，认知领域是人为划分的，不同任务试验有不同的倾向性，但一个任务的完成往往需要多个领域共同参与，因此，各个认知领域具有一定的重叠。本文主要讨论 PD 患者额叶执行功能障碍的脑网络和神经环路基础及 DBS 疗法引起认知障碍潜在的神经基础。

（1）PD 认知障碍的行为学特点

PD 认知障碍早期主要以额叶执行功能下降表现为主，包括任务准备、发起、计划，观念形成、规律发现、任务转化等功能域受累。额叶认知功能异常在 PD 早期即可通过行为学试验发现，但临床常往往不能发现明显的认知减退，此时可能不符合 PD-MCI 或 PDD 诊断标准。额叶认知功能减退时，可不出现流利性失语、图形复制障碍。命名障碍、语义流畅性下降、图形复制障碍多反映后部皮质功能，提示 PD 认知障碍早期皮层后部认知相关功能相对保留，出现相应功能异常时时往往提示向 PD-MCI 或 PDD 转变。不同额叶执行功能减退对多巴胺治疗反应不同，部分患者多巴胺能药物可能改善某种类型的额叶执行功能，也可能加重其他类型的额叶执行功能。

PD 认知障碍的特点还包括：在强直少动为主型 PD 及姿势步态异常为主型 PD 患者中较震颤为主型 PD 更为常见；PDD 跌倒风险高于无痴呆患者；快速眼动期睡眠行为障碍（rapid eye movement sleep behavior disorder, RBD）及白天过度嗜睡（excessive daytime sleepiness，EDS）在 PPD 患者较无痴呆的 PD 患者更为常见；焦虑、抑郁情绪、幻觉等精神行为异常在 PDD 中亦更为常见。抗帕金森病药物可能是 PDD 的危险因素之一；PDD 4 年内简易智力状态检查量表（mini-mental state examination，MMSE）评分下降与 AD 相似，每年下降约 2.3 分。PD 认知障碍的这些行为学特征可能对其发生机制具有提示意义。

（2）PD 额叶执行功能障碍神经环路及其行为学关系

基底节与前额叶皮质有广泛的功能和解剖学联系，形成联合环路。联合环路也包括直接通路及间接通路。直接通路纹状体结构为 GPi 和黑质网状带；间接通路为苍白球外侧部，投射神经纤维至 STN 核团和 GPi；直接通路与间接通路均通过丘脑中间核中继，投射神经纤维至背外侧前额叶皮质和外侧眶皮质，同时皮质投射纤维至 STN 边缘区。STN 存在一定的拓扑结构，前内侧为边缘区，背外侧为运动区，中间部分为联合亚区，形成不同功能的神经环路。

基底节 - 前额叶皮质形成的神经环路可能是 PD 认知功能减退的神经基础之一。前额叶皮质受累可引起注意力、任务准备、任务自动化等多种执行功能障碍。以注意力为例，PD 患者内在控制的注意力受累是执行功能障碍的表现之一。基底节 - 前额叶皮质，尤其是与背外侧前额叶皮质、SMA 相关网络参与注意力有关。功能影像学研究发现，PD 患者执行相关任务时壳核、背外侧前额叶皮质、SMA 脑灌注降低，同时基底节与背外侧前额叶皮质、皮质运动区 [（初级皮质运动区（M1）、SMA 等] 功能连接下降。左旋多巴可改善 PD 内在注意力，同时改善基底节 - 前额叶皮质的功能连接。

背部纹状体多巴胺能系统相对功能不全和腹侧纹状体多巴胺能相对功能亢进可能引起 PD 执行抑制功能异常，可能与 PD 冲动行为障碍有关。PD 早期背侧纹状体较腹侧纹状体多巴胺能投射纤维更为减少，除引起 PD 运动迟缓以外还造成腹侧纹状体多巴胺相对亢进，因此多巴类药物治疗可能加重 PD 某些额叶执行功能障碍，如分类、行为抑制等。STN 功能异常也可能与冲动行为有关。STN 核团接受前额叶皮质、扣带回前部信号传入，形成从上而下的行为控制，STN 作为"刹车"，通过及时刺激苍白球内侧部、进一步抑制丘脑 - 运动皮质，及时终止行动，基底节 - 前额叶皮质神经环路的功能及功能连接异常也可能与冲动行为异常有关。

PD 认知功能减退及额叶功能减退机制十分复杂，已有研究显示可能与中脑腹侧被盖区多巴胺能环路、蓝斑去甲肾上腺能环路、Meynert 基底核胆碱能环路等神经环路有关。如前所述，出现 PD-MCI 和 PDD 时出现后部皮质功能障碍，功能影像学发现后部皮质脑血流量或葡萄糖代谢下降明显，除了额叶外，PDD 较无认知障碍的 PD 患者枕叶、楔前叶脑功能活动下降。静息状态下，PDD 患者前额叶 SMA 区、运动前区、背外侧前额叶皮质、楔前叶脑葡萄糖代谢较无痴呆的 PD 患者显著下降，构成了 PD 认知相关脑葡萄糖代谢网络（PD cognitive-related spatial covariance patterns，PDCP），该葡萄糖代谢模式与记忆、视空间功能严重程度具有相关性，提示多个神经递质系统、不同神经环路可能都参与 PD 认知障碍。

（3）STN-DBS 后认知功能减退及其神经基础

一项 Meta 分析对既往 STN-DBS 后 PD 认知功能改变的随机

对照研究进行综述总结，证实了既往研究发现的 STN-DBS 可能引起语言（语音、语义）流畅性下降、执行功能障碍和记忆减退以及 MMSE 量表、Mattis 痴呆程度量表（MDRS 量表）的变化。

STN-DBS 术后 PD 患者语言流畅性、注意力、执行功能的下降，可能与前额叶皮质功能异常有关。如前所述，基底节 - 前额叶皮质形成的神经环路可能参与认知功能减退，而 STN 联合区是环路中的一部分，STN-DBS 可能通过基底节 - 前额叶皮层神经环路，影响前额叶皮质的执行功能。正常人流畅的语言功能与前额叶皮质激活有关。PET 研究证实 STN-DBS 刺激状态下患者执行语言等执行任务时前额叶皮质脑血流灌注或葡萄糖代谢较非刺激状态下更低。

此外，如前文所述，冲动行为可能与 STN、前额叶皮层功能异常相关。DBS 刺激 STN，可能通过减少了 STN 自主神经活动，抑制 STN 对皮质信号的反应性，或通过抑制前额叶脑区的功能，进而导致冲动行为异常。PET 研究证实，PD 患者行为抑制能力下降，在行为抑制时（NO/GO）前额叶皮质脑灌注下降，而在行为启动时（GO）前额叶皮质脑灌注未见明显升高（正常应升高），提示 STN-DBS 直接影响前额叶皮质功能，而不是影响 STN 的反应性。这可能与 STN-DBS 后患者冲动行为障碍有关。

PD 认知障碍涉及执行、记忆、注意、视空间、语言等多个功能域，临床上 PD 额叶执行功能障碍出现较早，几乎所有新发

PD 患者均存在不同程度的额叶执行能力下降，MMSE 或 MoCA 中流利性失语、图形复制障碍往往预示患者可能出现 PD-MCI 或 PDD，提示额叶皮质功能障碍较后部皮质功能障碍早期出现。然而，PD 认知障碍的机制十分复杂，涉及多个神经递质、多个脑区参与的神经环路，目前机制尚不清楚。STN-DBS 可能引起 PD 认知下降，其中语言流畅度下降、冲动行为较为常见，可能与基底节 - 前额叶环路功能和连接的改变有关，有待进一步研究。

参考文献

1.Ma LY，Chan P，Gu ZQ，et al.Heterogeneity among patients with Parkinson's disease：cluster analysis and genetic association.J Neurol Sci，2015，351（1-2）：41-45.

2.Chen HM，ang ZJ，Fang JP，et al.Different patterns of spontaneous brain activity between tremor-dominant and postural instability/gait difficulty subtypes of Parkinson's disease：a resting-state fMRI study.CNS Neurosci Ther，2015，21（10）：855-866.

3.Ma H，Chen H，Fang J，et al.Resting-state functional connectivity of dentate nucleus is associated with tremor in Parkinson's disease.J Neurol，2015，262（10）：2247-2256.

4.Wang Z，Chen H，Ma H，et al.Resting-state functional connectivity of subthalamic nucleus in different Parkinson's disease phenotypes.J Neurol Sci，2016，371：137-147.

5.Liang X, Zou Q, He Y, et al.Coupling of functional connectivity and regional cerebral blood flow reveals a physiological basis for network hubs of the human brain. Proc Natl Acad Sci USA, 2013, 110 (5): 1929-1934.

6.Luo CY, Guo XY, Song W, et al.Functional connectome assessed using graph theory in drug-naive Parkinson's disease.J Neurol, 2015, 262 (6): 1557-1567.

7.Mehanna R, Lai EC.Deep brain stimulation in Parkinson's disease.Transl Neurodegener, 2013, 2 (1): 22.

8.Wu T, Hallett M, Chan P.Motor automaticity in Parkinson's disease.Neurobiol Dis, 2015, 82: 226-234.

9.Nutt JG, Bloem BR, Giladi N, et al.Freezing of gait: moving forward on a mysterious clinical phenomenon.Lancet Neurol, 2011, 10 (8): 734-744.

10.Alam M, Schwabe K, Krauss JK.The pedunculopontine nucleus area: critical evaluation of interspecies differences relevant for its use as a target for deep brainstimulation.Brain, 2011, 134 (Pt 1): 11-23.

11.Bohnen NI, Jahn K.Imaging: What can it tell us about parkinsonian gait?Mov Disord, 2013, 28 (11): 1492-1500.

12.Fling BW, Cohen RG, Mancini M, et al.Asymmetric pedunculopontine network connectivity in parkinsonian patients with freezing of gait.Brain, 2013, 136 (Pt 8): 2405-2418.

13. 陈慧敏, 冯涛. 帕金森病的视觉认知障碍. 实用心脑肺血管病杂志, 2015, 17 (7): 773-775.

14.Tessitore A，Amboni M，Esposito F，et al.Resting-state brain connectivity in patients with Parkinson's disease and freezing of gait.Parkinsonism Relat Disord，2012，18（6）：781-787.

15.Michely J，Volz LJ，Barbe MT，et al.Dopaminergic modulation of motor network dynamics in Parkinson's disease.Brain，2015，138（Pt 3）：664-678.

16.Gratwicke J，Jahanshahi M，Foltynie T.Parkinson's disease dementia：a neural networks perspective.Brain，2015，138（Pt 6）：1454-1476.

（陈慧敏　整理）

前驱期帕金森病

13. 前驱期帕金森病的定义

2015 年 MDS 发表前驱期帕金森病研究标准，其中将 PD 分为 3 个阶段：临床前期（pre-clinical phase）、前驱期（prodromal phase）和临床期（clinical phase）。既往，有学者将 PD 分为 5 个阶段，包括生理变化前期（pre-physiological phase）、临床前期、前驱期、诊断前期（pre-diagnostic phase）和帕金森病期，前 4 个阶段统称为 PD 危险期综合征（Parkinson's disease at risk syndrome）或前驱期（prodromal phase）PD。由此可见，不同的分期方法对前驱期 PD 具有不同的定义。但由于目前尚不能诊断生理变化前期，因此，以上 5 阶段临床应用价值有限。根据 2015 年 MDS 定义：临床前期为存在神经系统退行性变，但无任何症状；前驱期为存在运动或非运动症状或体征，但尚不足以诊断疾病；临床期，则可通过典型运动症状诊断为 PD。

14. 帕金森病的前驱期症状及其病理生理基础

前驱期 PD 包括许多非运动症状，其中与 PD 关系最为密切的症状有嗅觉障碍、便秘、睡眠障碍（RBD、EDS）、心境改变（抑郁或焦虑）及自主神经功能改变。

Braak 于 2003 年提出 PD 的病理分期可以较好地阐明前驱期症状的病理生理基础。Braak 认为 PD 的 α- 突触核蛋白（α-synuclein）病理改变发生在延髓舌咽、迷走神经背核及嗅前核，此时患者首先表现为嗅觉下降，而后随着延髓向上发展，累及黑质时产生运动症状，也就是达到病理 3 期。这暗示着前驱期 PD 的病情进展可能具有一定的规律。然而，Braak 病理分期以延髓舌咽、迷走神经背核及嗅前核为病理起始，而实际上，前驱期 PD 的病理变化并不局限于脑干，外周神经系统如心脏交感神经节后神经元、末端结肠肌间神经丛以及杏仁核也存在 α- 突触核蛋白病理改变。另外，研究表明，便秘、RBD 和 EDS 常常是发生最早的，相比之下嗅觉减退可能发生较晚。根据目前的研究，各个前驱期症状的发生时间不尽相同，但可以发现便秘、RBD、EDS 以及嗅觉减退往往出现在运动症状出现前 10 年以上；抑郁和焦虑发生相对较晚，一般发生在 2 ～ 10 年。而认知相关症状（淡漠、注意力减退、乏力、记忆减退）在前驱期 PD 中发生较晚，常发生在运动症状前 2 年内。重要的前驱期症状及其特点见表 2。

表 2　前驱期帕金森病症状特点

症状		可能受累部位	发生运动症状前	运动前 PD 发生率	正常对照发生率	OR
便秘		胃肠道神经丛内 α-syn 沉积；迷走神经背侧核	10 年以上	38.5%	13%	4.1
嗅觉下降		嗅球、嗅前核、杏仁体	10 年以上	46%	11%	6.7
自主神经功能异常（心脏功能及膀胱功能障碍、直立性低血压、男性勃起障碍）		心脏交感神经末梢、盆腔自主神经丛	10 年以上	N/A	N/A	N/A
睡眠障碍	RBD	脑桥被盖核、蓝斑、蓝斑下核	10 年以上	18%	3%	13.77
	EDS		10 年以上	28%	15%	2.26
情感障碍		蓝斑、中缝核、杏仁核	2～10 年	49%	19%	3.29
淡漠、注意力减退、乏力、记忆减退		巨细胞核、杏仁核	2 年内	N/A	N/A	N/A

注：N/A，not available，未提供。

　　虽然 PD 前驱期症状与 PD 的发生明显相关，并且是明确的危险因素，但是其预测能力却非常有限。预测能力最强的是RBD，Claassen 等对 27 名 RBD 患者进行 15 年以上的随访，发现 13 名患者发展为 PD，阳性预测值高达 48%。其次嗅觉减退也有较高的预测价值，Ponsen 等研究了 40 名嗅觉减退的 PD 患者亲属，发现 4 人在 2 年内发展为临床诊断的 PD，阳性预测值可达 10%。便秘、EDS、情感障碍症状缺乏可靠的预测能力。Gao 等对存在便秘情况的（排便频率 < 1 次 /3 天）大样本进行前瞻性研究发现，6 年内便秘阳性预测值不足 0.5%。Abbott 等对 EDS 的 3078 男性患者进行 8 年的随访，阳性预测值仅为 1.3%。勃起功能障碍的阳性预测值也不足 1%。

15. 前驱期帕金森病的预测模型及 MDS 诊断标准说明

2015 年 MDS 提出的前驱期 PD 诊断标准通过贝叶斯分类模型实现。贝叶斯分类模型的逻辑在于：对于给出的待分类项（患者），计算分类项出现时其各个条件（PD 前驱期运动或非运动症状）的出现概率（患病风险），概率达到一定分类值（显著高于估计风险），就认为此待分类项属于哪个类别（是否为前驱期 PD）。在前驱期 PD 的预测中，首先计算某一年龄个体 10 年内可能患病风险。根据文献估计 PD 患病率（同期患病人数 / 一定时间内调查人数）、发病率（同期新发病例数 / 一定时期内暴露人数），以 10 年为平均前驱期时间，进而估计人群中某一年龄患者 10 年间发生临床确诊 PD 的风险（先证概率）（表 3）；进而计算相关条件的似然比（likelihood ratio）。可将具体条件分为危险因素标记物（risk marker）以及前驱期标志物（prodromal marker）。根据各个条件的人群概率、疾病相关概率及前驱期标志物的特异性、敏感性计算得到似然比（表4，表5）。根据贝叶斯分类模型，得到似然比阈值，可将前驱期PD及非前驱期PD人群分类。高于该阈值考虑很可能的前驱期PD。某些潜在的危险因素如头部外伤、多汗等因临床研究数据不足，尚未纳入该模型分析。目前，该诊断标准尚未经过临床验证；同时，因目前尚缺乏明确有效的疾病修饰治疗，前驱期PD诊断标准仅用于研究需要，尚不推荐用于临床。

表3 年龄分段相关的先证概率和似然比分类阈值

年龄（岁）	先证概率	似然比分类阈值
50 ～ 54	0.4	1000
55 ～ 59	0.75	515
60 ～ 64	1.25	300
65 ～ 69	2.0	180
70 ～ 74	2.5	155
75 ～ 79	3.5	110
≥ 80	4.0	95

表4 危险因素及前驱期标志物的似然比计算

标志物	阳性似然比	阴性似然比
危险因素标志物		
男性	1.2（男性）	0.8（女性）
经常杀虫药暴露	1.5	N/A

续表

标志物	阳性似然比	阴性似然比
职业性化学溶剂暴露	1.5	N/A
不摄入咖啡因	1.35	0.88
目前仍吸烟	N/A	0.45
从不吸烟	1.25	N/A
以前吸烟，目前戒烟	N/A	0.8
兄弟姐妹 < 50 岁 PD 病史	7.5	N/A
任何其他一级亲属患 PD	2.5	N/A
已知基因突变	表 5	N/A
超声提示黑质强回声	4.7	0.45
前驱期标志物		
多导睡眠图证实的 RBD	130	0.62
RBD 筛查问卷（> 80% 特异性）	2.3	0.76
DAT-PET 明确异常（摄取量＜正常值 65%）	40	0.65
可能存在的阈下帕金森综合征（UPDRS > 3，不包括运动性震颤）	10	0.70
量化的运动测试异常	3.5	0.60
嗅觉丧失	4.0	0.43
便秘	2.2	0.80
EDS	2.2	0.88
症状性低血压	2.1	0.87
严重的勃起功能障碍	2.0	0.90
排尿功能障碍	1.9	0.90
抑郁（有或无焦虑）	1.8	0.85

注：N/A，not available，未提供。

中国医学临床百家

表 5　根据已知致病基因估计的前驱期 PD 似然比

基因	位点	遗传方式	突变	外显率	阳性似然比
SNCA	PARK1	AD	错义突变：A53T，A30P，E46K，G50D	很可能很高，对于 A53T 突变外显率 > 90%，其他类型未知	400
SNCA	PARK4	AD	重复	40%	33
SNCA	PARK4	AD	三倍体	100%?	400
Parkin	PARK2	AR	纯合突变或者复杂杂合突变	100%	400
Parkin	PARK2	AR	单一杂合突变	存在争议	N/A
PINK1	PARK6	AR	纯合突变或者复杂杂合突变	100%	400
PINK1	PARK6	AR	单一杂合突变	存在争议	N/A
DJ-1	PARK7	AR	纯合突变或者复杂杂合突变	100%	400
LRRK2	PARK8	AD	G2019S	32% ～ 74%	25
LRRK2	PARK8	AD	R1441CGH，Y1699C，I2020T	100%?（家系较少，判断困难）	10（保守）
ATP13A2	PARK9	AR		?	N/A
FBXO7	PARK15	AR		?	N/A
GBA	-	AD/risk	低危（N370S，S2716）	7.6%	2
GBA	-	AD/risk	高危	11% ～ 29.7%	10
SNCA	-	risk	rs356219	较正常风险增高 < 1.5 倍	N/A

续表

基因	位点	遗传方式	突变	外显率	阳性似然比
MAPT	-	risk	rs393152	较正常风险增高 < 1.5 倍	N/A
HLA	-	risk	rs3129882	较正常风险增高 < 1.5 倍	N/A

注：① AD：常染色体显性遗传；② AR：常染色体隐形突变；③ risk：易感基因；④该估计似然比与基因突变类型、突变位点、外显率有关，目前基因发展较快，该估计值有待不断更新完善；⑤ N/A：not available，未提供；⑥? ：文献报道较少，证据不充分或无相关报道。

举例说明：某 66 岁女性，无吸烟饮酒病史，无职业性有机溶剂、杀虫药暴露史，存在焦虑抑郁情绪、便秘。多导睡眠图证实其存在 RBD，黑质超声可见黑质区强回声。病史中无其他危险因素及前驱期标志物。UPDRS 评分 =0。根据年龄匹配的先证概率为 2%，对应似然比阈值为 180。计算其似然比 =0.8（女性）× 130（RBD）× 4.7（黑质强回声）× 1.8（抑郁）=879.84 > 180。故该患者很可能为前驱期 PD。

PD 患者往往在出现运动症状前数年甚至数十年就已发生病理改变及前驱期症状，包括嗅觉障碍、便秘、睡眠障碍、心境改变及自主神经功能改变等，出现临床症状但尚不足以临床诊断为 PD 的这段时期称为前驱期 PD。目前对前驱期 PD 存在重视不足、诊断困难等问题，生物标记物和早期治疗也因此受到影响。2015 年 MDS 发表前驱期 PD 诊断标准，为研究者和临床医师提供一定的参考。目前该诊断标准尚未经过大样本临床验证，基于方法学限制，部分潜在的危险因素如头部外伤史、多汗等未纳入分析，故存在一定的局限性。但是，该诊断标准可操作性较强，有利于 PD 早期诊断的生物学标志物研究、神经保护治疗药物研究等。

参考文献

1.Berg D，Postuma RB，Adler CH，et al.MDS research criteria for prodromal Parkinson's disease.Mov Disord，2015，30（12）：1600-1611.

2.Siderowf A，Lang AE.Premotor Parkinson's disease：concepts and definitions. Mov Disord，2012，27（5）：608-616.

3.Chen H，Burton EA，Ross GW，et al.Research on the premotor symptoms of Parkinson's disease：clinical and etiological implications.Environ Health Perspect，2013，121（11/12）：1245-1252.

4.Shannon KM，Keshavarzian A，Dodiya HB，et al.Is α-synuclein in the colon a biomarker for premotor Parkinson's disease? Evidence from 3 cases.Mov Disord，2012，27（6）：716-719.

5.Pont-Sunyer C，Hotter A，Gaig C，et al.The onset of nonmotor symptoms in Parkinson's disease（the ONSET PD study）.Mov Disord，2015，30（2）：229-237.

6.Gaenslen A，Swid I，Liepelt-Scarfone I，et al.The patients' perception of prodromal symptoms before the initial diagnosis of Parkinson's disease.Mov Disord，

2011, 26 (4)：653-658.

7.Lang AE.A critical appraisal of the premotor symptoms of Parkinson's disease：

potential usefulness in early diagnosis and design of neuroprotective trials.Mov Disord,

2011, 26 (5)：775-783.

8.Gao X, Chen H, Schwarzschild MA, et al.A prospective study of bowel

movement frequency and risk of Parkinson's disease.Am J Epidemiol, 2011, 174 (5)：

546-551.

（陈慧敏　整理）

帕金森病运动症状病理生理机制

16. 静止性震颤为帕金森病的特征性表现

　　震颤被定义为身体某一部位的振荡活动。生物意义上的振荡器不仅指解剖部位，而是指多种不同部位及其连接构成的系统，包括可产生节律性活动的一系列神经元。人体震颤的形成可分为四大振荡机制，分别为机械性振荡、反射性振荡、中枢性振荡和前馈及反馈通路扰乱引起的振荡。机械性振荡属物理现象，其频率仅受到肢体僵硬程度和重量的影响，与肌肉的收缩活动无关。反射性振荡通过中枢系统反射活动形成，其频率受机械性振荡的影响，肢体增加负荷后，反射性振荡频率也降低。中枢振荡器的形成有两种假说，一种假说是一个核团内的一群神经元具有节律性兴奋的特性，通过缝隙连接或突触连接，这些神经元的节律性发放得以同步化，下传并驱动下运动神经元产生节律性兴奋。有研究证明丘脑腹外侧核和下橄榄核具有这种振荡器的特性。第二种假说是多个核团通过神经纤维联系构成环路，兴奋活动在环路中周期性传递而产生振荡活动。研究发现 PD 患者大脑皮质-基底节 - 丘脑 - 大脑皮质之间很可能存在这种振荡活动。中枢前馈或反馈通路扰乱引起的振荡在小脑振荡的形成中最为明显。

静止性震颤为 PD 的特征性表现，频率通常为 4 ～ 6Hz，于安静或休息时出现，随意运动时减轻或停止，紧张时加剧。双手的震颤表现为拇指与示指间呈"搓丸样"动作，可能有手指或手的交替性屈伸或前臂的交替性旋前与旋后；在双足也常见节律性交替性屈伸；头部震颤主要发生于唇部、下巴及颌关节，该部位震颤常见于特发性震颤，在 PD 患者中较少见。

PD 的静止性震颤主要来源于中枢性振荡器，其产生与基底节 - 丘脑 - 皮质环路的振荡环路密切相关。通过加速器及肌电图记录显示震颤不受肢体负荷的影响，轻微的机械干扰也不影响震颤。同时静止性震颤可以被经颅磁刺激（transcranial magnetic stimulations，TMS）重新调定，提示在引起震颤的中枢处理机制中，运动皮质也发挥一定作用。研究显示尾状核和壳核的多巴胺与运动迟缓、肌强直显著相关，而与静止性震颤并无关联，同时丘脑腹中间核（ventral intermediate nucleus，Vim）损害或深部脑刺激可以缓解静止性震颤。由此可见，静止性震颤的神经解剖基础可能与 PD 其他运动症状有较大差别。关于静止性震颤的起源部位目前尚不明确，有学者推测起源部位位于苍白球，可能是

STN 过度兴奋导致苍白球腹后部震颤细胞数目增加所致。

17. 肌强直是帕金森病的核心症状

肌强直是肌张力增高的形式之一，在 PD 中最为常见。与肌强直相关的因素包括：肌肉和关节性质改变、肌肉收缩强度和牵张反射幅度。有研究提示肌强直患者较对照组肌梭传入冲动活动增加，导致肌梭运动纤维电活动增加，使得患者肌肉不能完全放松，在静止时处于一种轻度收缩的状态。同时，长潜伏期牵张反射在肌强直形成机制中也起到重要作用。如果肌肉受到牵拉，通常会引起短潜伏期牵张反射。当肌肉在活动状态下受到牵拉时，在短潜伏期牵张反射出现之后会引起一个或多个长潜伏期的牵张反射。通过扭矩马达之类的装置测得 PD 患者的长潜伏期牵张反射显著增强，长潜伏期牵张反射增强被认为与大脑感觉运动皮质的兴奋性增高相关。

研究发现脊髓Ⅰa神经传入纤维 - 脊髓Ⅰa中间神经元 - 拮抗肌肌梭运动神经元神经通路可以阻止拮抗肌与协同肌同时收缩，该现象为交互抑制现象。而Ⅰb神经传入纤维 - Ⅰb中间神经元 - 协同肌运动神经元通路可以抑制协同肌收缩，该现象为反馈抑制现象。PD 患者Ⅰa神经纤维传入冲动较正常对照频率高并且持续时间长，因此大部分学者推测脊髓Ⅰa交互抑制增强和Ⅰb反馈抑制下降是造成肌强直的主要原因。基底节传出系统通过影响网状脊髓束，使Ⅰa、Ⅰb中间神经元变化而出现肌强直现象，但基底节如何影响脊髓的机制有待进一步研究。

18. 运动迟缓是帕金森病患者的主要特征

实际上运动迟缓包含至少2种运动障碍：运动迟缓和运动缺乏。运动迟缓是指正在进行的动作缓慢，表现为运动时间的延长。而运动缺乏是指期望的运动动作无法发生，表现为反应时间的延长。研究表明运动迟缓和运动缺乏可能由不同的病理生理机制介导。运动迟缓主要机制为肌肉不能获得足够的动能使其在标准时间段内完成一项运动动作。Hallett等通过对PD患者进行肌电图描记发现，PD患者的肌电活动模式与正常人一致，仍然是正常的三相式发放，但肌电活动强度不足，难以完成运动动作，因此患者不得不通过2次或者更多的三相式周期活动来完成运动动作，而这种多周期的活动与患者静止性震颤的肌电活动相似。Baroni还发现左旋多巴能够纠正PD患者异常的肌电发放活动，减少肌电活动的周期数。有研究发现PD患者的力量释放同样存在障碍，无法使肌肉尽快放松，提示肌肉活动变化速度也存在问题。运动迟缓的另一机制是执行多个同步动作或连续性动作障碍。定量研究显示PD患者在执行同步运动或连续性运动时，其运动迟缓程度要比执行其中单项运动时更严重。运动缺乏的机制更为复杂，一部分原因是肌肉运动能量不足，不能引起运动的发生。但主要原因为大脑皮质兴奋缺陷，导致反应时间延长。PD患者出现运动迟缓的病理机制尚不明确，可能是基底节的输出信号异常，使其无法配合皮质区准备和执行运动命令。运动迟缓与PET 扫描中的氟多巴摄取降低具有相关性，二者均与黑质的受损相关。功能和生化的检查提示 PD 患者中输出核团如 STN 和 GPi的活动增多，通过动物实验以及临床研究进一步证实 STN 和 GPi的过度活动与运动迟缓相关。

目前认为运动迟缓是最可能预测 PD 进程的运动症状，一项前瞻性研究证实"开期"运动迟缓的严重程度随着疾病进程逐渐升高。通过对 PD 患者"关期"的研究，Lee 发现 PD 患者第 1 年运动迟缓的评分升高 3.5%，在第 10 年这一年的运动迟缓评分升高了 1.5%，提示在早期运动迟缓进展速率较快。

19. 平衡与步态障碍是导致帕金森病患者跌倒及致残的主要原因

平衡与步态障碍是导致 PD 患者跌倒以及致残的主要原因，并且对多巴胺替代治疗和 DBS 疗法的效果均不理想。在疾病早、中期，步态障碍主要体现在手臂摆动减少、步速及步幅下降，并无明显特异性。随着疾病进展，尤其在 PD 晚期，会出现较严重及具有特征性的步态障碍，包括慌张步态（festinating gait）及冻结步态（freezing of gait）。

慌张步态是 PD 患者最典型步态障碍，主要表现为行走时患者躯体不自主的前倾，以越来越快的步态追逐重心防止跌倒。Giladi 等的一项研究提出，慌张步态的发生与较小年龄起病、进展病程、以强直为临床表现等因素相关，其中 Hoehn-Yahr 4 期是出现慌张步态的主要危险因素。有学者通过肌电图和运动学研究发现，PD 患者的步速缓慢，当患者试图走快时，只能通过提高步伐频率而非迈大步，因此出现特征性步态。同时，PD 患者步幅不规律，导致患者容易跌倒。步幅不规律对左旋多巴治疗有效。由于步态的维持需要注意力，如果患者行走过程中要完成另外的任务，也会加重步态障碍。

在 PD 患者中，44% ~ 53% 会出现冻结步态，在疾病的中、晚期，这一比例可上升至 80%。典型冻结步态表现为起步犹豫、突然不能抬起双脚，"好像双脚被黏在地上一样"，多见于转弯、通过狭窄过道或要到达目的地时，对多巴胺治疗反应差。目前冻结步态发生的病理生理机制还不清楚，有部分研究显示 PD 患者冻结步态发生与淡漠及抑郁相关，提示其发生机制可能与高级皮质功能失调有关。另外有研究显示"开期"出现冻结步态的患者相较于"关期"出现的患者残疾率更高。Bohnen 等通过对 44 例智能正常的 PD 患者和 15 例健康受试者进行临床和 PET 评估发现，与 PD 患者平衡障碍相关的是胆碱能而不是多巴胺神经递质的改变，这是因为步态控制依赖于胆碱能系统介导的皮质 - 皮质下加工过程。研究认为冻结步态的出现与蓝斑退行性变导致去甲肾上腺素缺乏有关。通过对 MPTP 猴模型的神经生理学研究显示，多巴胺的丧失与辅助运动功能区的本体感受输入损害相关，这可能影响运动计划从而出现运动冻结。

参考文献

1.Helmich RC，Hallett M，Deuschl G，et al.Cerebral causes and consequences of parkinsonian resting tremor：a tale of two circuits? Brain，2012，135（11）：3206-3226.

2.Louis ED.Diagnosis and management of tremor.Continuum，2016，22（4）：1143-1158.

3.Lorraine VK，Anthony EL.Parkinson's disease.Lancet，2015，386（9996）：896-912.

4.Macerollo A，Chen JC，Korlipara P，et al. Dopaminergic treatment modulates sensory attenuation at the onset of the movement in Parkinson's disease：A test of a new framework for bradykinesia. Mov Disord，2016，31（1）：143-146.

5. Spildooren J，Vercruysse S，Heremans E，et al. Influence of cueing and an attentional strategy on freezing of gait in Parkinson disease during turning. Neurol Phys Ther，2017，41（2）：129-135.

（刘亘梁　整理）

帕金森病的非运动症状

PD 是一种常见的神经系统变性疾病，患病率随年龄的增长而增加。越来越多的证据表明 PD 存在多系统障碍，除了运动迟缓、肌强直、静止性震颤、姿势平衡障碍等运动症状外，还可出现一系列非运动症状。非运动症状可出现在 PD 病程的全程，甚至早于运动症状出现，这与 PD 不仅累及黑质、纹状体系统多巴胺能神经元，还累及其他部位的多巴胺能系统及 5- 羟色胺能、去甲肾上腺素能、胆碱能系统以及强啡肽、脑啡肽等肽类递质系统相关。非运动症状对患者的社会功能和生活质量也可造成严重危害，甚至超过运动症状的影响。

20. 帕金森病非运动症状的流行病学

PD 患者的非运动症状发生率很高，来自意大利的 PRIAMO 研究中，1072 名 PD 患者中 98.6% 至少有 1 项非运动症状，发生率随病程延长和严重程度增加而增高。最为常见的症状包括：疲劳（58%），焦虑（56%），下肢疼痛（38%）、失眠（37%）、尿急和夜尿（35%），流涎和难以保持注意力（31%）。首都医科大学宣武医院的马敬红等对门诊 PD 患者进行调查显示，440 例患者仅 2 名无任何非运动症状，非运动症状出现的平均个数为 9.91个，排便不尽感和便秘发生率最高，分别为 60.5% 和 60%，其次是记忆力下降（56.6%）、多汗（52%）和情绪低落（47.7%），病程越长、抑郁症状越重、病情越重，患者非运动症状的数量越多。Gallagher DA 等进行的一项研究显示 PD 患者出现非运动症状的平均数量为 11 个，但平均仅有 4.8 个非运动症状在病历中被记录，表明许多非运动症状容易被临床医师漏诊或忽视。虽然研究对象及方法不同，非运动症状的发生率有差异，但总体可见非运动症状在 PD 患者十分常见，且表现多样。

21. 帕金森病非运动症状的类型

（1）非运动症状的分类

根据临床表现，非运动症状主要分为 4 类：神经精神障碍、睡眠障碍、感觉障碍和自主神经功能障碍（表 6）。

表 6 PD 的非运动症状谱

神经精神症状：
抑郁、焦虑
淡漠
幻觉、妄想

谵妄

认知功能障碍（痴呆，MCI）

多巴胺失调综合征

冲动控制障碍（与多巴胺能药物有关）

惊恐发作（"关期"）

睡眠障碍：

RBD

EDS

不宁腿综合征，周期性腿动

失眠

睡眠呼吸障碍

非快速眼动异态睡眠

嗜睡症型"睡眠发作"

疲劳：

中枢性疲劳

外周性疲劳

感觉障碍：

疼痛

嗅觉障碍、嗅觉减退、功能性嗅觉缺失

视觉障碍

自主神经功能障碍：

尿频、尿急、夜尿

性功能障碍（可能是药物引起）

出汗异常

直立性低血压

胃肠道症状：

流涎过多

吞咽困难

味觉丧失

便秘

恶心、呕吐

反流

大便失禁

续表

多巴胺能药物引起的非运动症状：
幻觉，精神病，妄想
多巴胺失调综合征（通常与左旋多巴的摄入有关）
冲动控制障碍（如强迫性赌博，性欲亢进，暴食）
脚踝肿胀
呼吸困难（可能与麦角多巴胺受体激动药有关的心脏或呼吸衰竭）
皮肤反应
皮下结节（阿朴吗啡）
红斑皮疹（罗替戈汀贴剂）
非运动波动：
自主神经功能紊乱
认知 / 精神症状
感觉症状 / 疼痛
视觉模糊
其他症状：
体重减轻
体重增加（可能与冲动控制障碍有关）

近期，《Pract Neurol》杂志发表的一篇综述，详细叙述了 PD 非运动症状的表现，探讨其可能的病理生理机制，并提出了基于非运动症状的新的分类。作者指出 PD 广泛的病理损害使得其非运动症状表现多种多样：从胃肠道症状到睡眠障碍，从认知功能障碍到淡漠和抑郁等。此外，还有些症状与药物治疗相关。因此，很难将所有的非运动症状均纳入 1 个单一的分类标准中。因此，建议对非运动症状分类如下：

1）与疾病过程或病理生理相关：多巴胺能起源、非多巴胺能起源。

2）与部分非运动起源相关（通常是与脑干自主神经损害相关，如便秘或复视）。

3）与非运动波动相关（认知、自主神经或感觉症状）：波动性、持续性。

4）与 PD 药物治疗相关：

①特异性症状：如幻觉、谵妄；

②综合征：冲动控制障碍、多巴胺受体激动药撤药综合征、帕金森锥体外系综合征（体温调节障碍、谵妄）。

5）可能由遗传决定：葡萄糖脑苷脂酶突变导致的痴呆；*LRRK2* 突变导致的抑郁和睡眠障碍。

（2）临床前期的非运动症状

Siderowf A 认为 PD 可分为 5 个阶段：生理变化前期、临床前期、运动前期、诊断前期和 PD 期。而广义上的运动前期是 PD 患者出现运动症状前一段时间的统称，在这段时间内 PD 患者可存在一系列的非运动症状（表 7）。悉尼一项多中心报告显示，有些非运动症状主要在 PD 早期，甚至是运动前期出现，而其他一些症状在疾病整个时期都存在（疼痛、疲劳），还有一些症状在疾病晚期出现（痴呆、淡漠、自主神经功能障碍）。

中国医学临床百家

表 7　运动前期 PD 的非运动症状

证据	相关风险
有力证据（strong evidence）	
嗅觉减退（通常出现在晚发型和散发型中）	发生 PD 的风险增加 10 倍；如伴有多巴胺转运体（DAT）扫描异常，在 4 年内 43% 的患者会进展为运动型 PD
RBD	5 年内出现突触核蛋白病变的风险为 25% ～ 40%，10 年内出现突触核蛋白病变的风险为 40% ～ 65%
便秘	发生 PD 的风险增加 2.7 ～ 4.5 倍
抑郁	发生 PD 的风险增加 2.4 倍
可能的证据支持（Described associations）	
EDS	发生 PD 的风险增加 3.3 倍
疲劳	作为运动症状发生前的症状，发生率为 45%
疼痛（通常为单侧，运动受累侧肢体出现）	发生 PD 的风险增加 34% 倍
勃起功能障碍	发生 PD 的风险增加 3.8 倍

（3）不同运动亚型 PD 的非运动症状特点

根据运动症状 PD 最常被分为震颤为主型和非震颤为主型，后者又包括强直少动型和姿势步态异常型。Khoo 等发现 159 例新诊断的非痴呆 PD 患者中姿势步态异常型患者非运动症状以流涎更为多见。Muller 等对 175 例新诊断、未经治疗的早期 PD 患者的研究发现，便秘、自主神经功能紊乱症状及感觉症状在非震颤为主型患者发生率更高。在病程晚期，非运动症状谱发生改变，在强直少动型发生痴呆的比例比中间型和震颤为主型高，其他研究也有类似结论。也有报道嗅觉障碍、情感障碍在非震颤为主型多见。综上，非震颤为主型 PD 具有更多的非运动症状，疾病早期自主神经功能紊乱的症状多见，晚期则认知功能障碍突出。

22. 帕金森病非运动症状的评估

（1）综合评估量表

目前对于非运动症状的评估主要包括：非运动症状问卷（non-motor symptom questionnaire，NMSQ）、非运动症状评分（non-motor symptoms scale，NMSS）和国际运动障碍协会统一帕金森病评定量表（movement disorder society-unified parkinson's disease rating scale，MDS-UPDRS）等。

1）NMSQ：NMSQ 包含 30 个条目，要求患者根据近 1 个月的情况以"是""否"出现条目描述内容展开自评，简便易行，可广泛用于患者就诊前非运动症状的系统筛查。但是，NMSQ 只能筛查患者有无非运动症状，对嗅觉减退、淡漠等筛查不全，而且不能评价患者非运动症状的严重程度及疗效。

2）NMSS：为了提供一个可量化的工具，研究者发明了 NMSS 量表。NMSS 包含 30 个条目，分别以 0～3 分、1～4 分评定每个条目的严重程度和出现频率，用量化的数值客观地描述非运动症状的进展情况和疗效反应，弥补了 NMSQ 的缺陷。该量表包含 9 个方面：心血管、睡眠 / 疲劳、情绪 / 认知、感知障碍、注意力 / 记忆力、胃肠道症状、泌尿系统症状、性功能及混合症状。需要注意的是，认知功能障碍是非运动症状的重要组分之一，但编制者为了保证患者完成 NMSS 的可靠性，纳入的 PD 患者 MMSE 分值高、Hoehn-Yahr 分级低，因此该量表是否适用于痴呆、病情严重的患者还有待进一步研究。

3）MDS-UPDRS：随着对非运动症状的重视，2008 年 MDS 对 PD 最常用的量表之一 UPDRS 量表进行了修订即 MDS-UPDRS。其第一部分包含了日常生活中的非运动症状，验证显示，量表整体显示了可靠性和一致性，且与其他非运动症状量表评分高度相关。

综上所述，NMSQ 可作为患者就诊前非运动症状的筛查工具，NMSS 可用于评估其严重程度和疗效，对于某个领域症状比较突出者，应用特定的量表进行下一步评定。

（2）非运动症状负担进行分级

1）采用 NMSQ 进行的 Kings ISC Ⅲ分级

0 级 NMSQ：0 分，无非运动症状；

1 级 NMSQ：1 ~ 5 分，轻度；

2 级 NMSQ：6 ~ 12 分，中度；

3 级 NMSQ：13 ~ 20 分，重度；

4 级 NMSQ：21 ～ 30 分，极重度。

2）通过 NMSS 进行分级（可用于临床型研究或试验型研究）

非运动症状负担 0 级 NMSS：0 分；

非运动症状负担 1 级 NMSS：1 ～ 20 分；

非运动症状负担 2 级 NMSS：21 ～ 40 分；

非运动症状负担 3 级 NMSS：41 ～ 70 分；

非运动症状负担 4 级 NMSS：≥ 71 分。

23. 帕金森病最新诊断标准将嗅觉减退作为帕金森病支持标准之一

（1）嗅觉系统的组成及嗅觉障碍分类

嗅觉系统由 2 部分组成，包括嗅黏膜和嗅脑。嗅觉传导通路起始于嗅黏膜，嗅黏膜包括嗅上皮和固有层，嗅脑则包括嗅球、前嗅核、嗅束、嗅结节及部分杏仁体等。嗅觉中枢分为初级嗅皮质和次级嗅皮质，前者指梨状皮质、杏仁周区、内嗅皮质等，后者指眶额皮质、海马、下丘脑、丘脑、杏仁核等，这些区域可能参与了嗅觉在情感变化（愉快和不愉快）、记忆及许多其他中枢神经系统的活动。嗅觉障碍主要包括：嗅觉察觉障碍、嗅觉识别障碍、嗅觉辨别障碍及嗅觉记忆障碍。

（2）嗅觉障碍与 PD 关系

PD 嗅觉障碍主要表现在气味辨别、气味识别、气味记忆及再认等方面。影响 PD 嗅觉障碍的因素有很多，包括遗传、年龄、认知、吸烟、病毒感染及颅脑外伤等，因此每个方面的损害程度都不尽相同，即每位 PD 患者嗅觉障碍可能表现在不同方面。嗅觉障碍与 PD 关系密切，常常是 PD 首发症状，并与 PD 病情进展呈正相关。嗅觉丧失可出现在高达 85% 的 PD 患者中，且大多发生在 PD 早期。目前资料显示，嗅觉障碍可能早于 PD 确诊 2 ~ 7 年，可以作为运动症状的一个预测因素，并可能成为 PD 早期诊断的指标之一。2015 年 PD 最新诊断标准将嗅觉减退作为 PD 支持标准之一。

（3）PD 嗅觉障碍的发生机制

目前，PD 患者嗅觉障碍发生的机制并不很清楚。Braak 等认为，PD 特异性的病理改变路易小体首先出现于嗅球和前嗅核，然后向上累及脑干核团及大脑皮质，这种病理改变顺序提示 PD 嗅觉功能障碍可能由嗅觉外周结构受损引起。但也有学者认为，多巴胺作为一种神经递质，广泛存在于中枢神经系统的许多结构中，包括嗅觉系统，尤其是嗅结节，嗅觉减退可能是这些区域多巴胺缺乏的结果。目前对于其发生机制仍不是很清楚，但许多研究表明嗅觉障碍可能发生在 PD 运动症状之前，作为运动前期 PD 临床标志物之一。最早 Becker 等用颅脑超声筛查 30 例无明显病因而嗅觉减退或丧失者，发现 11 例黑质回声增强，对其行单光子发射计算机断层扫描（single-photo emission computed tomograpny，SPECT）发现 5 例 DAT 减少，随访 3 例发展为 PD。与 Becker 研究具有相似性，Possen 等第 1 次将嗅觉测试和 SPECT 联系起来，对 361 例无任何症状 PD 患者的一级亲属进行嗅觉功能测试，筛选出 40 例嗅觉减退者进行 ^{125}Iβ-CIT SPECT 扫描。有 4 例影像学表现为 DAT 减少，在之后随访的 2 年内发展为临床诊断的 PD，对照组 38 例嗅觉正常亲属中则无 PD 患者，并且虽然剩余 90% 没有发展为 PD，但是相比没有嗅觉减退的一级亲属 DAT 明显减少，提示这些亲属可能为运动前期 PD 患者。在一项基于 1850 例嗅觉减退患者的前瞻性随访研究显示，嗅觉减退的患者发展为 PD 的比值是 3.94。以上研究均证实了嗅觉减退可作为运动前期 PD 的临床标志物。与此同时有研究认为嗅觉障碍在其他突触核蛋白病如多系统萎缩（multiple system atrophy，MSA）等，非突触核蛋白病如 PSP 等很少发生，甚至保留完整。在家族性 PD 中，对于嗅觉功能的研究数据有限，目前认为 *Parkin* 基因突变相关的 PD 中无嗅觉减退，而 *LRRK2* 基因突变相关的患者可能存在嗅觉障碍。因此，嗅觉分析可能是一个有用的辅助工具，用以区分 PD 和特发性震颤、PSP、皮质基底结萎缩（CBD）和与 *Parkin* 基因相关的帕金森综合征。

（4）PD 嗅觉检测方法

嗅觉检测方法分为主观和客观检测方法。主观嗅觉检测是指嗅觉的心理生理测试，通过受试者对气味刺激的回答来判定其嗅觉功能。包括 T&T 嗅觉计、宾夕法尼亚大学的气味识别测试（UPSIT）、改良康涅狄格州化学感觉临床研究中心嗅功能检查法（CCCRC）、中国科学院半导体研究所研制的五味嗅觉测试液及 Sniffin'sticks 嗅觉试验等。客观检测方法指受试者接受气味刺激后被记录到的相关电生理变化，包括嗅觉事件相关电位（OERP）。近些年还有通过磁共振成像测量嗅球、嗅束及嗅沟等的体积，但不能直接显示嗅神经、嗅上皮等是否受损。随着新兴的功能性磁共振成像（functional magnetic resonance imaging，fMRI）技术的出现，反映嗅觉相关脑区的神经元活动得以实现。fMRI 系基于 BOLD 信号变化来评估大脑区域的功能状态，利用嗅觉 fMRI 不仅有助于嗅觉脑功能区的定位，对嗅觉障碍的病因研究也有重要价值。

24. 便秘是帕金森病患者自主神经功能障碍最常见的临床表现之一

（1）便秘发生机制

便秘是 PD 患者自主神经功能障碍最常见的临床表现之一，被认为是 PD 运动前期最有力和持续时间最久的证据，有60% ～ 80% 的 PD 患者存在便秘症状。PD 便秘发生机制尚不清楚，在一些患者中，便秘出现在 PD 运动症状之前，可能与脑干迷走神经背核及肠道自主神经变性有关。一项 12 例的便秘及胃肠功能紊乱研究发现，便秘早于运动症状出现的平均时间是 10 年。对 PD 患者胃肠活动和营养状况评估的病例对照研究（94 例 PD 患者）显示，74 例便秘患者中有 33 例（44.6%）便秘早于运动症状，提早出现的平均时间为 18 年。Abbott 等对 7000 名男性排便习惯进行 24 年随访研究发现，原发性便秘的男性 10 年后患 PD 的比例是正常人 3 倍。进一步研究发现，245 名未被诊断出患 PD 或痴呆的受试者，尸检中发现路易小体，而这些受试者生前排便次数明显少于没有路易小体的人群。Savica 等研究发现便秘人群 PD 发生风险增加 2.5 倍，并一般在运动症状发生 20 年前出现。上述研究表明，便秘是 PD 早期表现或危险因素，可能作为运动前期 PD 的临床标志物。其病理基础是错误折叠的 α- 突触核蛋白在肠道神经系统和迷走神经背核的沉积先于中脑黑质和边缘系统，这与 Braak 描述相一致。一项研究采取免疫组化方法第一次证实了 PD 运动症状发生前外周组织即结肠已经存在 α- 突触核蛋白的病理改变，因此结肠自主神经丛的路易小体有望作为 PD 运动前期的生物标志物。

（2）便秘影响因素

PD 便秘发生及严重程度的影响因素众多，除疾病本身病理损害范围及严重程度差异外，年龄、病程、运动症状、饮食、药物和情绪等均可能影响便秘。便秘症状中按发生频率依次为排便费力、排便不尽感、排便次数减少、大便干硬、用手法协助排便等。PD 患者便秘与抗 PD 药物之间的关系尚不明确，Jost 认为

PD 便秘与抗 PD 药物无关，而 Sakakibara 及 Pagano 等认为多巴胺能药物会导致并加重便秘。以往的研究多采用左旋多巴等效剂量（levodopa equivalent daily dose，LEDD）来分析药物对便秘的影响，但不同抗 PD 药物的不良反应及对便秘的影响存在差异，有些加重便秘（如盐酸苯海索），有些可减轻便秘（如吡贝地尔）。

（3）便秘诊断及治疗

便秘诊断采用罗马Ⅲ功能性便秘诊断标准，一般采用的量表包括 Bristol 粪便形状评分表、Cleveland 便秘量表（cleveland constipation scoring scale，CCS）、PD 自主神经症状量表、食物频率调查表。关于 PD 患者便秘的治疗目前研究尚不足，增多食用纤维和液体摄入，联合食用大便软化药对早期患者可有效。如果作用不够，渗透性通便药如聚乙二醇、乳果糖或山梨醇常有效。5-HT4 激动药西沙必利和马来酸替加色罗可有效但已退出市场。莫沙必利是另一种选择性 5-HT4 激动药，对心脏方面安全性更好，有报道其可改善 PD 患者结肠运输。也有研究发现持续 3 周的功能磁刺激也可改善 PD 患者的便秘症状。有个例报道类胆碱药物如吡啶斯的明和新斯的明的有效性，但缺乏研究。部分患者可使用灌肠，而外科干预则是最后的选择。

25. 睡眠障碍是帕金森病患者常见的非运动症状之一，快速眼动睡眠障碍发生最频繁

睡眠障碍也是 PD 患者常见非运动症状之一，在 PD 各个时期均可发生，多出现在运动症状发生之前，表现为多种类型，包括 RBD、EDS、不宁腿综合征和失眠。其中发生最为频繁的是 RBD，以睡眠 R 期肌肉失弛缓（REM sleep without atonia, RSWA）和位相性肌肉活动增加并出现与梦境相关的异常运动即梦境演绎行为（dream enactment behaviors, DEM）为特征的睡眠障碍，表现为在快速眼动睡眠中突然出现强烈的四肢、躯干或头部的异常活动，可在一夜中多次出现，通常伴随敌对行为的噩梦，严重时他们会打伤自己或同床的人。

RBD 分为特发性和继发性两种类型。多个观察性研究表明特发性快速眼动睡眠行为障碍（iRBD）与以 α- 突触核蛋白病变相关的神经变性病，如 PD、MSA 和路易体痴呆（DLB）密切相关，而 RBD 与神经变性病早期症状也存在叠加，其病理基础是先于黑质受累的脚桥核、蓝斑核、蓝斑下核的受累。RBD 被作为 PD 早期生物标志物之一，可在 PD 运动症状发生数年前出现，短至 10 年长至 50 年，并且到目前为止，在所有的临床症状标志物中，RBD 发生 PD 风险最高，预测能力最强。首先将 RBD 作为运动前期标志物的是 1996 年 Schenck 等的一项前瞻性研究：发现 38% 的 RBD 患者经过 5 年的随访最终都发展成为

PD。Claassen 等对 27 例 RBD 患者进行 15 年以上随访，发现 13 例发展为 PD，阳性预测值高达 48%。但最近一些研究显示 RBD 与 α- 突触核蛋白病的发病最具有相关性，Postuma 等报道了特发性 RBD 患者 5 年、10 年、12 年发展为神经变性疾病的风险分别为 17.7%、40.6%、52.4%，这些神经变性疾病除了 PD 还包括 DLB、阿尔茨海默病、MSA。

2001 年国际睡眠障碍分类修订版（the international classification of sleep disorder revised，ICSD-R）提出了 RBD 的最低诊断标准，侧重于病史描述。2005 年国际睡眠障碍分类第二版（ICSD-2）中 RBD 诊断标准强调了多导睡眠监测（polysomnography，PSG）的重要性且未设置最低诊断标准。2014 年新的 ICSD-3 则在 ICSD-2 基础上简化，强调若无睡眠 R 期肌肉失弛缓证据，可以在明确临床表现的基础上诊断。此外，可以选择常用的 RBD 筛查问卷包括 RBD 筛查问卷（RBDSQ）、梅奥睡眠问卷（MSQ）、RBD 问卷 - 香港版（RBDQ-HK）和 RBD 单问题筛查（RBDlQ），其中 RBDSQ 和 RBDQ-HK 已在国内做过良好的信度和效度检验，可以直接推广应用。

对于确诊 RBD 的 PD 患者，治疗上应首先对患者采取预防性保护措施，如移走卧室内的易碎品和障碍物等，床边铺设具有缓冲作用的软垫以防摔伤等。当患者的睡眠行为已成为其困扰或具有危险性时，需考虑给予药物治疗。治疗的药物主要有氯硝西泮、褪黑素。氯硝西泮的作用机制是通过增加脑干γ- 氨基丁酸（gaminobutyric acid，GABA）受体的刺激从而抑制与梦境相关的运动行为，但不能恢复 R 期肌张力缺失，其具有一定的肌松作用。所以行动不便的 PD 患者易产生跌倒等意外，若选择使用，在合理剂量的基础上需加强看护。与氯硝西泮相比，褪黑素可恢复 RBD 的肌张力缺失，且对于 PD 患者易产生伤害性事件的不良反应少，可作为长期使用氯硝西泮的替代品或用于不能耐受氯硝西泮者。

26. 帕金森病抑郁可影响患者生活质量，加重致残率及社会负担

帕金森病抑郁（depression in PD，dPD）是帕金森病中最常见的非运动症状，影响患者生活质量，加重致残率及社会负担，越来越多的人关注。帕金森病抑郁程度不一，可分为重度抑郁、轻度抑郁、心境恶劣等。表现为持久的情绪低落，注意力集中困难，工作和生活兴趣丧失，睡眠障碍，冷漠，悲观，缺乏幽默感，自杀念头，焦虑和敏感等。

（1）流行病学特征

自 1922 年 Patrick 和 Levy's 首次描述了 146 例 PD 患者中有 10 例（7%）出现了抑郁后，人们开始关注抑郁在 PD 中的流行特点。一项 Meta 分析研究得出 dPD 的平均患病率为 52%，其中

心境恶劣为 13%、轻度抑郁为 22%、重度抑郁为 17%。王雪梅等基于临床异质性对 600 例 PD 患者抑郁分析发现 43.5% 的患者存在抑郁，且抑郁存在异质性。一项 1016 例 PD 患者参与的国际多中心、前瞻性研究显示，dPD 发生率非常高，而且接受抗抑郁药治疗的患者中仍有近半数患者抑郁症状不能随治疗消失。

危险因素包括早发型 PD（在 55 岁之前发病）、病程更长、PD 统一评分量表 Ⅱ 及 Ⅲ 部分评分更高、Hoehn-Yahr 分级更高、左旋多巴剂量更大、跌倒次数更多、共病焦虑、记忆问题等，与 dPD 呈正相关。其他因素如女性、受教育程度低、有吸烟史和规律服用非阿司匹林类的非甾体类消炎药物和镇痛药物等，也被认为与 dPD 相关。

（2）发病机制

早期研究认为，dPD 继发于运动障碍，是对躯体疾病的心因性反应，系社会功能减退及社会地位下降导致情感障碍。但 Nilsson 等对残疾程度相似的 PD、骨关节炎及糖尿病患者进行回顾性分析发现，PD 患者抑郁的发生率显著高于其他两组，提示 dPD 可能是中枢神经系统原发性损害的表现，是一种器质性抑郁。

大量研究证实抑郁症与局部脑区结构的异常相关，主要集中在前额叶边缘系统。基于抑郁症患者的脑结构研究，Feldmann 等最早使用结构磁共振成像（sMRI）技术比较 PDD 患者与无抑郁 PD 患者，发现 PDD 患者左侧眶额前脑皮质、双侧直回及右侧颞区的灰质密度降低，且抑郁症状的严重程度与左侧眶额前脑皮质、右侧颞中回、右侧海马旁回、前内侧扣带回及小脑区灰质密度呈负相关，提示局部脑区结构的改变与 dPD 的形成有关。后有研究均有发现边缘系统灰质结构改变，提示这可能是导致 PD 患者抑郁症状产生的原因之一。部分研究应用 fMRI 发现额叶边缘系统甚至小脑半球在安静状态下脑功能活动的异常可能是 PD 患者出现抑郁症状的原因。

神经递质的改变也可能是引发 dPD 的发病机制。研究发现 dPD 患者脑脊液中 5-羟色胺（5-HT）代谢产物 5-羟吲哚乙酸较 dPD 患者降低，提示 5-HT 神经递质系统功能异常可能与 dPD 的发生有关。Braak 对 PD 的病理学研究发现中脑中缝核、桥脑蓝斑路易小体的出现早于中脑黑质。中脑中缝核中 5-羟色胺能神经元的纤维上行后与网状结构的其他组织、大脑皮质以及边缘系统发生广泛接触；桥脑蓝斑中含有去甲肾上腺素能神经元，其神经纤维分布到前额叶皮质和边缘系统，均与抑郁的发生密切相关。Braak 病理学研究还发现在 PD 晚期，边缘系统的多巴胺能神经元发生变性，与运动期抑郁有关。上述病理变化导致相关神经递质水平及其受体表达发生改变。除了上述单胺类神经递质系统外，近年研究发现谷氨酸盐和 GABA 也与 dPD 有关。研究发现，激活 AMPA 受体对 dPD 的临床前抑郁模型发挥治疗作用。

而抑制 N- 甲基 -D- 天冬氨酸（N-methyl-D-aspartic acid receptor, NMDA）受体可减轻抑郁症状。动物和人体试验均表明，GABA 能神经传导可减轻抑郁，而左旋多巴治疗可能通过抑制 GABA 的合成而加重抑郁，但 GABA 影响抑郁症状的机制仍不清楚。

（3）评测方法和量表

2 项前瞻队列研究发现汉密尔顿抑郁量表（17 项）对 dPD 评价有较好效果，得分 > 13 分，考虑为抑郁，敏感度 83%，特异度 95%，可用于 dPD 的筛选及严重程度评估。1 项前瞻性、双盲队列研究发现自评量表 Beck 抑郁量表，得分 > 13 分考虑存在抑郁，其敏感度 67%，特异度 88%。Goodarzi 等最新研究还发现老年抑郁量表（geriatric depression scale，GDS-15）敏感性为 81%，特异性为 91%；内在蒙哥马利抑郁评定量表（the montgomery-åsberg depression rating scale）敏感性为 77%，特异性为 92%。所有量表有异质性，临床上最常用筛选量表为汉密尔顿抑郁量表及 Beck 抑郁量表。

（4）dPD 的治疗

对 dPD 患者进行治疗前，首先应明确抑郁症状是否只发生在"关期"，"关期"相关性抑郁多为左旋多巴治疗 PD 的并发症，调整抗帕金森病药物治疗方案可以缓解抑郁症状。在排除了"关期"相关性抑郁后可进行抗抑郁治疗。

1）药物治疗：2013 年修订的《帕金森病抑郁、焦虑及精神病性障碍的诊断标准及治疗指南》对于 dPD 的药物治疗提出：抗帕金森病药普拉克索具有确切的抗 dPD 作用，可用于 dPD 治疗，可以改善抑郁症状，减少合并用药。选择性血清素再吸收抑制剂（SSRI）类抗抑郁药帕罗西汀和 5-HT 去甲肾上腺素再摄取抑制药（SNRI）类抗抑郁药文拉法辛缓释胶囊对 dPD 亦有确切疗效，同样可用于 dPD 的治疗。三环类抗抑郁药地昔帕明和去甲阿米替林可以改善 dPD 症状，可用于 dPD 治疗，但需密切观察有无认知功能下降、直立性低血压以及心律失常的不良反应。阿米替林对 dPD 的有效性证据不足，且有可能加重锥体外系症状，不予推荐。司来吉兰在 PD 患者中也有潜在的抗抑郁疗效。除帕罗西汀及文拉法辛缓释胶囊外，其他 SSRI 及 SNRI 类抗抑郁药尚缺乏足够的循证医学证据证明其疗效，但由于 SSRI 和 SNRI 类抗抑郁药不良反应较轻，也可考虑用于 PD 伴发抑郁症状的治疗。

2）非药物治疗：文献报道重复经颅磁刺激（rTMS）可以改善 PD 患者抑郁症状，效果与氟西汀相当。

抑郁是 PD 最常见的非运动症状之一，dPD 作为一个肯定的运动期前非运动症状已成为重要的 PD 预警信号，并且常与其他情感障碍共病，严重影响患者的生活质量。因此，神经内科医师应高度重视 dPD，采用有效、可靠的筛查手段早期对其加以识别，并根据患者的实际情况实施个体化治疗。

27. 帕金森病焦虑的诊断及治疗尚无标准化，其神经机制尚不清楚

焦虑是 PD 患者常见的非运动症状之一，在 PD 患者群体中发病率高，严重影响生活质量，并且往往早于运动症状出现。对帕金森病焦虑的认识不仅可能有利于疾病的早期诊断，且对帕金森病焦虑的治疗还有利于改善患者生活质量，具有重要临床意义。尽管近些年对帕金森病焦虑的关注度加大，但对其产生机制仍不清楚。从机制方面对帕金森病焦虑的认识有望发现 PD 潜在的病理生理改变，并进一步协助临床 PD 的诊治，具有重要研究价值。目前，帕金森病焦虑的诊断及治疗尚无标准化，帕金森病焦虑的神经机制尚不清楚。本部分旨在总结帕金森病焦虑临床诊断、治疗以及研究进展，并提出未来可能出现的新的研究方向。

（1）焦虑在 PD 中的认识

焦虑是 PD 患者常见的非运动症状之一，在 PD 患者群体中发病率高。虽然焦虑并非 PD 的特异性表现，但 PD 患者中焦虑更易出现。在普通人群中焦虑的发生率为 3.2% ～ 14.2%，而在 PD 患者中占 25% ～ 49%，一项 Meta 分析显示疾病组与对照组间焦虑的发生率为 39.9% *vs.*19.1%。

帕金森病焦虑影响患者动机、治疗依从性和认知，并且恶化帕金森症状，可能加重震颤、运动障碍、冻结步态、运动症状波动等。Nurdan 等过研究发现焦虑可以影响 PD 患者走路速度，此

外严重影响患者的生活质量。焦虑对 PD 患者生活质量的影响在许多研究中得到证实。Hanna 等通过逐步回归分析的方法发现，焦虑影响评定 39 项帕金森病调查表（PDQ-39）分值下降的比例占到 29%，抑郁占 10%，帕金森病焦虑比抑郁更能影响患者的认知水平、疾病进展和生活质量。而全球帕金森病调查指导委员会研究发现运动症状在 PDQ-39 的影响因素占 15%，因此，帕金森病焦虑是影响患者生活质量的重要因素。

焦虑可能出现于 PD 早期，Alexandra 等通过电话访问的形式对 93 名 PD 患者进行问卷调查，调查的问题包括 19 项非运动症状和 6 项早期出现的运动症状，每个症状记录下在确诊 PD 前出现的最早时间，然后进行分析，发现在 PD 患者运动前期中焦虑的出现早于抑郁，甚至早于出现运动症状 13.7 年。Bower 等研究也认为焦虑是 PD 患者出现的最早症状之一。同时，也有研究显示焦虑可能是 PD 的危险因素。Lin 等在一项 5.5 年的随访研究中发现，患有焦虑的患者比无焦虑的患者最终发展为 PD 的比例高出 38%（HR：1.38；$95\%CI$：1.26 ～ 1.51），说明焦虑是 PD 的危险因素。对于焦虑是 PD 的早期症状还是危险因素尚无定论，而对于帕金森病焦虑机制的研究有助于进一步解决该问题。

（2）帕金森病焦虑的诊断与评估

焦虑包括广泛性焦虑、急性焦虑发作、恐怖症、创伤后应激障碍、急性应激障碍、强迫障碍等。广泛性焦虑主要表现为与现实情境不符的过分担心、紧张害怕。急性焦虑发作主要表现为突然出现极度恐惧的心理，体验到濒死感或失控感。恐怖症的焦虑发作是由某些特定的场所或者情境引起，患者不处于这些特定场所或情境时不会引起焦虑。而帕金森病焦虑是由医学、神经和心理共同作用下产生的。恐慌、广泛性焦虑、社交恐惧症是帕金森病焦虑最常见的表现，其最核心的特点是恐惧、害怕或担忧的存在。目前国际上通用《精神障碍诊断与统计手册》-5（DSM-5）中的诊断标准诊断帕金森病焦虑，其对各种类型的焦虑具有全面的诊断标准，如分离性焦虑障碍、社交焦虑症、恐怖症、广泛性焦虑症等，应用该诊断标准发现帕金森病焦虑比例占到 43%。

帕金森病焦虑严重程度可通过量表评估，包括焦虑自评量表（self-rating anxiety scale，SRAS）、贝克焦虑量表（Beck anxiety inventory，BAI）、汉密尔顿焦虑量表（Hamilton anxiety rating scale，HARS）等。Dissanayaka 等对目前可应用于评估帕金森焦虑的 9 个量表进行总结分析，发现 HARS、医院焦虑 & 抑郁量 - 焦虑子量表（hospital anxiety & depression scale-anxiety subscal，HADS-A）具有可靠性，但区分效度有局限性；施皮尔伯格状态 - 特质焦虑量表（Spielberger state trait anxiety inventory，STA）、Liebowitz 社交焦虑量表（Liebowitz social anxiety scale，LSAS）具有区分效度，但需要更多研究进一步证实。神经精神病学调查表 - 焦虑子量表（neuropsychiatric inventory-anxiety subscale，

NPI- 焦虑量表）、MDS-UPDRS- 焦虑量表（MDS-UPDRS-anxiety item）具有同时效度，但它们的可靠性及区分效度还需进一步研究。目前新制定出针对帕金森病焦虑的量表即帕金森病焦虑量表（the Parkinson anxiety scale，PAS）以及老年焦虑量表（geriatric anxiety inventory，GAI）有较好的信度与效度，但尚未在临床上广泛应用，有待在各中心认证。其中 BAI 量表具有较好的阴性预测值，但阳性预测值较差，HARS 量表具有较高的灵敏度，但特异度相对差，故可将 2 个量表结合应用到临床，对评估帕金森病焦虑可能具有更好的实践价值。Zhang 等研究发现 SRAS 量表对中国人评估焦虑时具有较好的内部统一性。

（3）帕金森病焦虑的可能机制

许多因素可影响帕金森病焦虑产生。Sagna 等总结帕金森病焦虑的发生与自主神经症状、运动波动、症状的严重程度及出现频率、疾病分期、PD 起病年龄及病程有关。但是焦虑症状并不与运动症状直接相关，Leentjens 等发现小部分患者只是在症状缓解时出现焦虑症状。此外，帕金森病焦虑与疾病的严重程度呈正相关，而与病程无明显相关性。在不同亚型 PD 比较中，姿势步态异常型的患者相比于震颤为主的患者更容易出现焦虑、生活质量更为低下。多巴制剂的使用与焦虑的出现没有直接相关性，但异动症及"开 - 关"现象的产生更易出现焦虑情绪，这可能与病情加重有关。以上说明焦虑可能是由 PD 直接导致，而不是由运动障碍间接导致的心理障碍。然而，帕金森病焦虑的神经基础目前尚不清楚。

Prediger 等总结了神经递质异常可能与帕金森病焦虑发生有关，如纹状体多巴胺水平下降以及肾上腺素、5-HT、乙酰胆碱、GABA 的分泌异常等。Remy 等通过一项 PET 研究实验发现，帕金森病焦虑患者其多巴信号是减少的。Erro 等研究结果表明，在新诊断出 PD 但未经治疗的患者中纹状体内多巴胺受体的功能，特别是在右尾状核与帕金森病焦虑的严重程度呈负相关。Vriend 等发现杏仁核体积的减小，特别是左侧杏仁核，与帕金森病焦虑的产生呈正相关。

脑网络异常可能是帕金森病焦虑的产生机制之一。静息态功能磁共振（resting-state functional magnetic resonance imaging，RS-fMRI）为帕金森病的病理生理学机制提供了重要的研究手段。静息状态下，大脑低频振幅 BOLD 信号可以反映自发神经活动，通过分析不同脑区 BOLD 信号的相关性可以分析脑区之间的功能连接。fMRI 可直观反映杏仁核异常涉及 PD 患者的情绪异常表达，显示不同疾病导致焦虑障碍的神经基础可能不同：创伤性应激障碍脑网络改变可能与杏仁核及岛叶的脑功能异常有关，社交焦虑障碍可能与黑质背外侧前额叶皮质之间连接改变有关，广泛性焦虑障碍与边缘 - 丘脑 - 皮质环路改变有关。目前 fMRI 在 PD 合并抑郁中研究较多。Anne 等发现帕金森病焦虑患者其杏仁核的信号是异常的。Hu 等将 20 例 dPD 患者与 40 例不伴有抑郁的 PD 患者、43 例正常对照分析发现，右侧杏仁核与双侧丘脑背内侧核功能连接增强，但是与左侧壳核、左侧额上回、左侧小脑半球功能连接减弱，涉及边缘系统结构间功能连接增强及高级皮质与边缘系统间功能连接减弱可能是 PD 合并抑郁的神经机制改变，这也符合其他研究者的相关研究。但 PD 合并焦虑的 fMRI 研究较少。Pannekoek 等研究发现帕金森病焦虑主要涉及边缘 - 丘脑 - 皮质环路的改变，但该研究只有 11 例 PD 伴焦虑及 11 例健康者对照分析，病例数少，且缺乏脑连接相关性分析，故应用 fMRI 发现帕金森病焦虑实际机制有待进一步研究。

（4）帕金森病焦虑的治疗

对帕金森病焦虑神经机制的认识为其治疗提供了思路。多巴类制剂对非运动症状改善不明显，对于 PD 患者的管理是目前所面临的挑战。

目前对帕金森病焦虑尚无特效药物治疗，传统镇静药、抗焦虑药对症状缓解有一定帮助。主要根据临床观察及专家意见或非 PD 患者中焦虑治疗方案给予干预。苯二氮平类药物是常用的镇静药，促进中枢神经系统的神经递质释放，但要注意其不良反应，如认知损害、跌倒等。选择性 5- 羟色胺再摄取抑制药（SSRIs 类）也可抗焦虑治疗，涉及的治疗机制主要为 5-HT 的减少，但是会导致胃肠道反应、嗜睡等，而且可能加重震颤，长期服用还可导致低钠血症、性功能障碍及体重变化等。抑郁焦虑经常伴随着同时发生，但有研究显示抑郁治疗后，焦虑仍存在。在 PD 患者中应用抗抑郁药物可以有效改善抑郁症状，但对焦虑几乎无改善，所以对于抗帕金森病焦虑的药物研究需要更深入，对于 PD 患者中抑郁合并严重焦虑的治疗方法也需改进。

一项关于认知行为治疗的 Meta 分析显示，认知行为治疗在 PD 合并焦虑、抑郁的患者有很好的治疗效果，其治疗理念是从心理学角度改变其对健康、疾病等的认知。但上文提到的帕金森病焦虑的产生不是简单的情绪障碍，而是涉及多个脑部核团及结构，可能与基底节相关环路功能改变有关，那么单纯从心理学的治疗是不够的。近年的一系列研究提示 rTMS 作为无创性神经调控技术具有较好的应用前景，对焦虑有一定的治疗作用。Paes 等认为对具有社交焦虑障碍的患者其腹内侧前额叶皮质进行低频率（1Hz）rTMS 治疗 2 周，可以改善症状。脑深部电刺激是治疗 PD 的新方法，Couto 等通过一项 Meta 分析显示对 STN-DBS 手术可改善焦虑，也给我们提供了从神经调控角度对 PD 合并焦虑的治疗新角度。

目前帕金森病焦虑的相关机制及治疗都待进一步研究及完善，对 PD 患者要警惕焦虑出现，及早干预并个体化治疗。更好地了解神经网络结构涉及包括情绪 - 运动控制，神经内分泌及受体结构改变等对于寻求治疗帕金森病焦虑和提高患者生活质量是有意义的。

28. 帕金森病疲劳

（1）疲劳的定义

疲劳是一种主观体验，缺乏标准的定义，它常被医师和患者描述为一种精神上和（或）躯体上极度疲乏、无力、缺少主动性、甚至耗竭的状态。Friedman 通过轶事记录，将疲劳定义为 "tiredness, exhaustion, debilitating, and lack of energy"。 帕金森病疲劳可以被分为两大类：中枢性疲劳和周围性疲劳，此二者可以同时存在于 PD 患者。周围性疲劳是肌肉的疲劳，发生在反复肌肉收缩之后。中枢性疲劳既有体力疲劳成分又有精神疲劳成分，表现为在没有运动系统器质性损害的情况下难以启动或维持精神或躯体活动。精神疲劳常被定义为一种无法抵抗的疲惫、缺乏能量、筋疲力尽的感觉。它可能由持续的过度警觉、脑力劳动、情绪紧张等引起，常伴有无趣、重复活动、缺乏动机等。精神疲劳同时受心理及生理因素影响，如患者的注意力、躯体状态、社会功能都有可能影响患者对精神疲劳的体验。体力疲劳常被定义为在运动中缺乏自动产生力量的能力，它不一定伴随对疲劳的自知力。帕金森病疲劳既有体力疲劳又有精神疲劳，且都较正常对照组严重。

（2）流行病学

Hoehn 和 Yahr 早在 1967 年就提到过疲劳，而 Friedman JH 等在 1993 年正式将疲劳归为 PD 的非运动并发症。近 50% 的 PD 患者报告有疲劳。帕金森病疲劳可以是短暂的，也可持续存在。少数患者疲劳可以早于运动症状出现，随着病情进展疲劳发生率增加。

（3）发生机制

疲劳是如何产生的目前尚不明确。据Friedman JH 等的统计，66.7% 伴有疲劳的 PD 患者认为他们所感受到的疲劳的性质与患 PD 以前是不一样的，提示 PD 疲劳的产生与健康人群有所不同。疲劳可以在 PD 患者的运动症状出现以前发生，因此疲劳的发生机制可能和运动障碍的发生机制不同。Abe K 等发现伴有疲劳的 PD 患者的额叶血流减少，因而推测帕金森病疲劳与额叶运动区低代谢有关。PD 以黑质多巴胺能神经元减少为特点，故许多人猜测帕金森病疲劳可能也与多巴胺耗竭有关。Lou JS 等的一项双盲对照研究证明了左旋多巴可以改善 PD 患者的躯体疲劳，从而支持了以上的猜测。Lou JS 等认为左旋多巴是通过提高 PD 患者大脑皮质运动神经元细胞的异常兴奋性而发挥作用的，提示大脑皮质运动神经元细胞的异常兴奋性可能与帕金森病疲劳的发生有关。Kelvin L.Chou 等的一项 PET 研究发现胆碱能的摄取与疲劳无关，但黑质纹状体多巴胺能去神经支配可以预测帕金森病疲劳。Zuo LJ 等发现，帕金森病疲劳患者血及脑脊液 5-HT 和铁转运蛋白水平异常。血清睾酮水平对疲劳的影响处在争议中，且这一理论很难解释女性患者疲劳的病因。Lou JS 等发现 PD 患者体力疲劳与精神疲劳并不相关联，推测这二者的发生可能相对独立。总之，疲劳的产生可能与大脑某一特定区域病变有关，也可能是多种病理生理过程叠加的结果，在不同的疾病中其病理生理机制可能也不尽相同。

（4）诊断标准

为区别正常生理性疲劳和其他疾病导致的疲劳，Benzi M.Kluger 等于 2016 年发表了帕金森病疲劳的病例定义（表 8），此诊断标准基于专家意见和间接证据，实用性和有效性等还需进一步证实。

表8　帕金森病疲劳的诊断标准

A. 症状

　　① 日常生活的例行活动可以诱发症状
　　② 没有用力或很少用力时可以诱发症状
　　③ 症状限制了患者活动的类型、强度和持续时间
　　④ 症状不能通过休息确切地减轻，或者需要延长休息时间才能减轻
　　⑤ 认知作业或需要维持注意力的情况包括社交活动可以引起症状
　　⑥ 患者由于惧怕症状加重会避免严格锻炼
　　⑦ 轻度至中度的用力会诱发持续数小时至数天的症状加重
　　⑧ 不论如何活动，症状有可预测的白天模式（例如，下午加重）
　　⑨ 症状不可预测且可能突然发作

B. 疲劳的结果是患者遭受社交、职场或其他重要功能领域有临床意义的痛苦或损害

C. 有病史或体检证据提示疲劳是 PD 导致的后果

D. 症状不是合并的精神障碍（如抑郁）、睡眠障碍（如阻塞性睡眠呼吸暂停）或其他身体状况（如贫血、充血性心力衰竭）的主要后果

注：患者必须报告有意义的精力水平减退或感知到增加了与未遂活动或整体活动不协调的用力水平。症状必须存在于前一个月每天或几乎每天的绝大部分时间。此外，患者必须满足 A 部分的 4 个或 4 个以上的项目，同时满足 B、C、D 部分。

（5）评测方法和量表

帕金森病疲劳目前只能通过量表进行评测，缺乏特异的生物学标记及影像学改变。国际运动障碍协会特别小组 2009 年分析了疲劳严重度量表（fagitue severity scale，FFS）等 9 个疲劳量表，在筛选疲劳方面，推荐 FSS、帕金森病疲劳量表（parkinson fagitue scale，PFS）和慢性病治疗的功能评估 - 疲劳量表（functional assessment of chronic illness therapy-fatigue scale，FACIT-F），在评价疲劳严重程度方面，多维度疲劳量表（multidimensional fastigue inventory，MFI）和 FSS 最敏感。

1）FSS：FSS 是由 Lauren B.Krupp 等于 1989 年设计并验证的 9 项自评量表，是慢性疾病最常用的疲劳量表。FSS 强调疲劳的功能性影响，包括对体力和社交的影响。FSS 的有效性早已得到验证，但它不一定适合所有的神经系统疾病。例如 FSS 中的第 2 项"运动带给我疲劳"，被证明不适合 PD 患者，因为对相当多的 PD 患者来说，适度的体育活动反而可以减轻其疲劳感。

2）PFS：PFS 是 2005 年 Brown 等发布的 16 问的自评量表，是目前唯一专门为 PD 患者设计的量表。它通过 FSS 和 Rhoten 疲劳评估量表建立结构效度，被证明与 FSS 有高度的一致性。但它也存在一些不足之处，例如项目过多、有些问题反复询问，使该表过于繁琐。PFS 主要关注体力疲劳方面，忽略了情绪和认知状态。

3）MFI：MFI 是 Smets 等 1995 年设计的一个 20 项的自评量表，分别测量了疲劳的 5 个方面，即总体疲劳、体力疲劳、精神疲劳、动机减退、活动减少。MFI 弥补了 FSS、PFS 在精神疲劳等领域的空白。MFI 评测帕金森病疲劳有较好的有效性及敏感性，缺点是缺乏在 PD 患者中可靠性研究的数据。

4）FACIT-F：FACIT-F 是一个 13 项自评量表，最早用于肿瘤和贫血相关疲劳的评测。FACIT-F 目前广泛应用于包括 PD 在内的患者群体。Hagell P 等检测了 FACIT-F 用于帕金森病疲劳患者的有效性，但仍需更多的重复研究明确其测量属性，包括敏感性和最小临床变化值等。

（6）治疗方法

目前没有帕金森病疲劳治疗的循证指南。近年来发布的帕金森病疲劳治疗的研究涉及了左旋多巴、多巴胺受体激动药、雷沙吉兰、美金刚、咖啡因、莫达非尼、苯哌啶醋酸甲酯、多塞平等药物及行为干预、运动锻炼等，只有苯哌啶醋酸甲酯和雷沙吉兰能显著改善 PD 患者的疲劳评分。苯哌啶醋酸甲酯是一种中枢神经系统兴奋药和多巴胺受体激动药，主要用于治疗注意力缺陷和多动障碍患者。2007 年的一项随机双盲对照研究发现苯哌啶醋酸甲酯（10mg，tid）能显著改善 PD 患者的 FSS 和 MFI 评分，且有良好耐受性。因此，2010 年美国神经病学学会质量标准委员会在 PD 非运动症状治疗的报告中指出这一研究为唯一的获益治疗方法。雷沙吉兰是 MAO-B 抑制药，可以治疗 PD 的运动症状。2013 年一项随机双盲对照试验提示 1mg/d 雷沙吉兰可以显著减少患者 PFS 评分，2mg/d 雷沙吉兰可以更大程度减少患者 PFS 评分。莫达非尼也是中枢神经系统兴奋药，可以有效治疗发作性睡眠和睡眠过多。多项随机双盲对照试验均显示，莫达非尼对帕金森病疲劳的改善无意义。ELLDOPA 研究显示，疲劳与 PD 运动障碍严重程度无关，故治疗运动症状的药物，大多数情况下，可能不会影响疲劳。适度的体育锻炼可以改善许多慢性病患者的疲劳感，在临床上也确实可以观察到一些疲劳的 PD 患者主诉适当活动后疲劳感可以减轻。因此，Friedman 鼓励患者每天步行或进行其他等价活动至少 30 分钟，或者从每天 5 分钟开始，2～3 次/日，逐渐增加耐受力。总之，疲劳的发生机制目前还不明确，因此造成了目前的治疗缺乏针对性。

29. 帕金森病认知功能障碍

帕金森病认知功能障碍(Parkinson's disease cognitive impairment，PDCI）是 PD 最为常见的非运动症状之一，包括 PD-MCI 和 PDD。PD 患者有认知功能损害但未达到痴呆诊断标准，即为轻度认知功能损害。

（1）流行病学

因研究方法的差异，流行病学结果不尽相同。Aadand 等对来自 8 项队列研究的 1346 例 PD 患者进行横断面流行病学研究，得出有 25.8% 合并 MCI，记忆损害最为常见（13.3%），其次是视空间（11.0%）和注意 / 执行功能受损（10.1%）。而来自德国 LANDSCAPE 研究（一项多中心、前瞻性观察性试验）的结果显示，约 2/3 的 PD-MCI 患者有执行障碍（65.3%），其次为视觉空间（36.3%）、记忆（33.5%）、注意力（25.8%）和语言障碍（6.5%）。Aarland 等通过对 171 例 PD 患者和 3062 例非 PD 的对照组进行为期 4.2 年的纵向观察，发现 PD 患者有 33% 合并痴呆，比对照组高出 5.9 倍（95%CI：3.9 ～ 9.1）。PD 在诊断后 10 年内 PDD 的累积发病率为 46%，随着病程的延长，最终有超过 80% 的 PD 患者进展为 PDD。PD-MCI 发展为 PDD 的风险明显增加，但是也有研究表明，22% 的 PD-MCI 患者认知功能可恢复至正常状态，表明部分 PD-MCI 的病理过程可逆。从诊断 PD 到发生 PDD 的中位时间为 12.1 年，病程早期认知下降速度较病程晚期慢。

研究显示多种因素与 PD 认知障碍相关，包括高龄、男性、受教育程度低、吸烟、高血压、糖尿病、发病年龄晚、病程长、PD 病情程度重、临床表现为双侧运动障碍同时发生、强直、姿势和步态异常者、伴有抑郁或精神异常、幻觉、RBD 和轻度认知功能障碍等。最近的一项 Meta 分析显示高龄、男性、UPDRS 部分得分高、幻觉、RBD、吸烟和高血压增加 PDD 发生风险，而受教育程度高是保护因素。

（2）发病机制

PD 认知功能障碍的发生机制目前尚缺乏一致的结论，可能是由于脑内多种神经递质通路发生退行性变所致。有研究认为纹状体内的多巴胺耗竭导致前额叶内多巴胺耗竭，从而导致皮质、皮质下多巴胺环路的破坏，是 PD 认知损害的原因。也有研究证实前额叶皮质 - 基底节多巴胺投射系统在额叶认知功能（如执行功能）中有重要作用，去甲肾上腺素神经元损害可导致注意力受损，5- 羟色胺能神经元损害可导致抑郁的发生，广泛的皮质路易小体形成，胆碱能通路损害及后部皮质萎缩则与记忆力减退明显相关。病理检查显示黑质多巴胺功能进行性下降，Meynert 基底核胆碱能细胞缺失、皮质和皮质下路易小体形成以及淀粉样斑块和神经元纤维缠结等病理表现。遗传学方面，研究显示 PD 患者出现痴呆症状与基因突变有关，即 PDD 患者可能存在基因易感性。关于基因编码蛋白的研究认为突变的 *MAPT* 基因 *H1* 和 *H1P* 单体参与 PDD 的发生，另外 *DYRK1A* 基因异常扩增，导致 α- 突触核蛋白和 β 淀粉样蛋白异常磷酸化与 PDD 及 DLB 的发生相关。通过尸检发现 PD 患者存在 α- 突触核蛋白及葡萄糖脑苷脂酶基因（glucocerebrosidase gene，GBA）突变，并且携带有该类基因突变的患者其发生 PDD 的危险增加 3 ～ 6 倍。还有研究发现 *GBA* 基因（一种编码葡糖脑苷脂酶的基因）参与 PD 和 PDD 的发病过程。近期一项研究显示，*GBA* 基因突变以及基因多态性与

PD 患者执行功能和视空间功能障碍相关。脑脊液中相关蛋白的检测也为 PD 认知功能障碍的诊断以及鉴别诊断供了新的生物学标志物。脑脊液 Aβ42 含量下降是预测 PD-MCI 和 PDD 的可靠指标，而关于总 tau 蛋白和磷酸化 tau 蛋白在 PD 认知功能障碍的预测价值结果不一致。

（3）临床表现

PD 患者的认知功能障碍涉及多个认知域，包括执行功能、视空间、记忆力、注意力、语言功能等，具有皮质下的特点，执行功能和视空间损害突出，但晚期的 PDD 患者兼具"皮质下痴呆"和"皮质性痴呆"的特点。

1）记忆力：PD 患者的再认、回忆和顺行性记忆都有损害，主要表现为瞬时记忆和短时记忆受损，长时记忆相对保留。

2）执行功能：对新确诊 PD 患者的神经心理评估发现，执行功能异常是最常见、最突出的认知功能障碍，说明该异常在疾病早期就已发生。执行功能障碍的 PD 患者不能按照要求完成某个较复杂的任务。Kudlicka 等在一项 Meta 分析中发现早期、非痴呆、未经药物治疗的 PD 患者执行功能不同维度如语音流畅性、语义流畅性、语言交替流畅性、数字广度倒背、韦氏卡片分类测验、连线测验等均明显受损。我们的研究发现 PD 患者认知功能损害存在异质性，运动障碍明显，尤其是非震颤为主型运动障碍方面，发病年龄较晚、伴有抑郁、跌倒者认知损害重，在画钟试验、语义流畅性等方面更突出的。

3）视空间功能损害：视空间知觉是指通过视觉信号对物体距离、形状、大小、方位等空间特性的感知。PD 患者在疾病早期即可出现视空间知觉方面的障碍，与 PD 患者视网膜节前多巴胺神经元缺失，视网膜神经纤维受损有关。可表现为伸手拿物困难、物体运动速度与正常不符、辨距不良、空间抽象综合能力下降等。

4）注意力：表现为不能集中于相关的信息及加工过程，例如在数字广度顺背及倒背、完成 2 个连续的指令等测验中 PDD 患者均存在注意力的减退。

（4）诊断标准

1）PD-MCI 的诊断标准：目前 PD-MCI 诊断主要依据 2012 年国 MDS 制定的 PD-MCI 诊断标准，包括简易评价和全面评价，前者临床常用，后者复杂耗时主要用于科研。

①纳入标准：符合英国脑库 PD 诊断标准，患者主诉或被观察者发现在 PD 的基础上出现认知功能的下降，经神经心理学测试证实有认知损害的证据，认知损害尚不足以影响功能独立性。

②排除标准：根据 MDS 诊断标准诊断为 PDD，存在认知损害的其他原发性病因，PD 相关的其他症状可以显著影响认知功能测试。该诊断标准包括 2 级，Ⅰ级标准为简易评价，要求适用于 PD 的全面认知功能评价量表存在异常或有限的神经心理测验

[即 5 个认知领域中（注意力 / 工作记忆、执行、语言、记忆和视空间）各认知领域进行 1 个测验或评估 1 ～ 4 个认知领域] 至少 2 个测验受损；Ⅱ级标准为综合评价，应采用正规全面的神经心理学测验，包含 PD-MCI 相关的 5 个认知领域，且每个领域至少包含 2 项测验，至少 2 个测验受损，可以是相同认知域的 2 个测验受损，或者 2 个不同认知域各 1 个测验受损（低于正常标准的 1 ～ 2 个标准差），Ⅱ级标准可均等地评估所有认知域，提高敏感度和确信度，且可进行 PD-MCI 亚型的分类。

确定诊断界值直接关系到 PD-MCI 的发病率及发病特点，使用低于参考值 1、1.5、2 个标准差作为界值得到的 PD-MCI 发病率在不同的样本中差异显著（10% ～ 90%）。Goldman 等采用 PD-MCI Ⅱ级标准计算出所使用的神经心理学测验在不同诊断界值的敏感度、特异度、阳性预测值、阴性预测值，结果显示界值为低于参考值 2 个标准差时，诊断 PD-MCI 的敏感度和特异度最佳。

2）PDD 的诊断标准：2007 年 MDS 提出了 PDD 临床诊断标准，标准侧重注意力、执行力及视空间功能障碍等认知领域，而记忆力和语言障碍的重要性相对减弱。2011 年中华医学会神经病学分会帕金森病及运动障碍学组制定的我国《帕金森病痴呆的诊断与治疗指南》也是参考了 MDS 的诊断标准。

3）PDD 临床诊断必备条件：①按照英国脑库 PD 诊断标准

和 2006 年中华医学会神经病学分会帕金森病及运动障碍学组制定的 PD 诊断标准确诊的原发性 PD；②在此基础上，1 年后隐匿出现缓慢进展的认知障碍，且此认知障碍足以影响患者的日常生活能力（如社交、家庭财务管理和药物服用等）。以上 2 项须兼具，缺一不可。

4）支持 PDD 诊断条件：①情绪或性格改变；②视幻觉；③白天过度嗜睡；④各种形式的妄想及其他形式的幻觉。可采用神经精神量表（neuropsychiatric inventory，NPI）进行评估，MDS 推荐每项 ≥ 3 分视为异常。

5）不支持 PDD 诊断条件：①存在脑卒中的神经系统局灶体征及神经影像学证据，且符合临床可能的血管性痴呆（vascula dementia，VaD）诊断；②卒中后 3 个月内出现的认知障碍，或认知障碍急剧恶化或呈阶梯样进展；③认知障碍可由明确的内科疾病（系统性疾病、药物中毒、维生素缺乏等）、医源性因素（如服用抗胆碱能药物）或神经系统其他疾病解释。

6）在必备条件基础上，无不支持诊断条件存在，且具备以下 4 项认知障碍中的至少 2 项可拟诊临床可能（clinical probable）PDD：①注意力障碍，可有波动性；②执行功能障碍；③视空间能力障碍；④自由回忆功能障碍，给予提示后改善。

7）在必备条件基础上，无不支持诊断条件存在，具有下列 1 项或以上可拟诊临床可疑（clinical possible）PDD：①存在其他认知域功能障碍（非"支持 PDD 诊断条件"中所列），如阿尔茨海默病型记忆障碍（记忆贮存困难，经过提示不能改善）；②不能明确锥体外系症状与痴呆症状发生的时间顺序；③存在可导致认知损害的其他原因，虽然它并不能解释该患者的认知障碍。

PDD 与 DLB 均以路易小体为病理基础，临床表现相似，临床上较难鉴别，仍采用"1 年原则"作为 PDD 与 DLB 的鉴别，痴呆先于帕金森综合征出现，或者痴呆在帕金森综合征出现后 1 年以内发生，则支持诊断为 DLB；痴呆在运动症状出现后 1 年以上发生，则支持诊断为 PDD；若两者时间界限难以区分时，可将路易体病作为诊断。

针对不同的认知领域可选用相应的神经心理学量表，可参考 2012 年 MDS 制定的 PD-MCI 诊断标准中的推荐用表（表 9，表 10）。

表 9　5 个认知域的推荐测验示例及所需时间

认知域	神经心理测验	时间 (min)
注意／工作记忆	韦氏成人智力测试（WAIS）- Ⅳ（或更早版本）字母数字排序	5
	韦氏成人智力测试（WAIS）编码 - Ⅳ（或更早版本）或其他替代任务，手写或者口头	5
	连线测验	5～10
	数字广度倒背或数字排序	5
	Stroop 色词测验	5～10

中国医学临床百家

续表

认知域	神经心理测验	时间 (min)
执行功能	威斯康星卡片分类测验（CST），或修订版 CST（Nelson 修订）	15
	伦敦塔测验 -Drexel 版本，或剑桥长筒袜测验（CANTAB）	
	语言流畅性测验，如单词流畅性（COWAT 或类似测验），分类流畅性（动物、超市或类似），或替换流畅性测验（标准版本）。因这些测验关联性强，MCI 诊断标准两个异常测验中只能包含一个语言流畅性异常；10 分画钟测验	10～15
		5
语言	韦氏成人智力测试（WAIS）- IV（或更早版本）或类似测验	10～15
	对证命名，如波士顿命名（或已在 PD 证实的较短版本），或等级命名	5～15
记忆	延迟回忆和再认状况下词语表学习测验，如 Rey's 听觉词语学习测验，加利福尼亚词语学习测验，霍普金斯词语学习测验，选择性回忆测验	10～12
	延迟回忆状况下散文回忆测验，如 wechsler 记忆量表 - IV 逻辑记忆分测验（或更早版本）或 Rivermead 记忆测验图段落回忆分测验简明视空间记忆测验 - 修订（BVMT-R）	10～15
视空间功能	Benton 线段定位判断测验	5～10
	Hooper 视觉组织测验	10
	钟表临摹测验（如 Royall 的 CLOX）	5

表 10　全脑认知能力和预测病前智力的神经心理量表示例

评价	神经心理学测试	预计时间（min）
全脑认知	蒙特利尔认知评估 MoCA	10
	帕金森 - 临床评价量表 PD-CRS	15
	帕金森 结局量表 - 认知 SCOPA-COG	15
	Mattis 痴呆评价量表 MDRS	20～30

评价	神经心理学测试	预计时间（min）
预估病前智力	美国成人阅读测试 NART	5
	Wechsler 成人阅读测验 WTAR	5

（5）治疗

1）药物治疗：PD 认知改变与神经系统多巴胺能、胆碱能、去甲肾上腺素能和谷氨酸等多种递质系统的紊乱有关，药物治疗多基于这些递质的异常。胆碱酯酶抑制药对 PD 认知障碍患者的整体评价、认知功能、行为异常和日常生活能力均有改善作用。目前证据较为充分的是重酒石酸卡巴拉汀，其也是目前唯一被美国 FDA 批准用于治疗 PDD 的药物，其次是多奈哌齐。还有研究显示非竞争性 NMDA 受体拮抗药美金刚也有一定的作用。新型多靶点药物可以调节不同靶点，提高治疗效果，是未来药物研制的趋势之一。如尚处于临床研究阶段的拉多替吉（1adostigil），其可以抑制乙酰胆碱酯酶活性进而明显改善认知障碍，同时还具有选择性抑制脑内 MAO-A 和 MAO-B 活性而起到抗 PD 和抗抑郁的作用。此外该药还有抗氧化应激等神经保护特性。

2）非药物治疗：目前的治疗手段主要包括认知功能训练、体育锻炼、物理治疗、音乐及艺术治疗、rTMS 和经颅直流电刺激等，且多为非盲初步研究。研究发现，经过严格的认知功能训练、程序化脑训练，PD-MCI 患者完成任务的速度提高，视觉记忆有改善。已有越来越多的证据表明，适当的运动不仅可以改善 PD 患者的运动症状，对认知功能的改善也是有效的，尤其是执行功能，应该推荐运动作为日常管理和神经康复的一部分。尚无证据表明 rTMS 可显著改善 PD 患者的认知功能。

30. 幻觉是多个内外因素共同作用的结果

神经精神症状是 PD 患者中较常见的非运动症状，尤其是在长期治疗的 PD 患者中。PD 相关精神障碍（psychosis associated with parkinson's disease，PDPsy）的主要特征是 1 个月以上的周期性、持续性幻觉和错觉。由此可见幻觉是 PDPsy 中常见的一种症状。幻觉（hallucination）是一种严重的知觉障碍，是在没有相应刺激物作用于感觉器官时所出现的知觉体验。PD 相关的幻觉形式多样，但以视幻觉多见。

（1）流行病学

因研究方法和对象的不同，流行病学结果存在差异。研究报道幻觉发病率约为 48%，而幻觉中又以视幻觉为多见，视幻觉发生率约在 8.8% ～ 44%。听幻觉发病率为 8% ～ 13%，且多伴有视幻觉。嗅幻觉和触幻觉更少见，且多不单独出现，通常合并有视幻觉。我们的研究报道幻觉发生率为 20/163（12.27%）。因 PD 相关幻觉主要为视幻觉，故目前国内外研究多着重于视幻觉。与

PD 视幻觉相关的因素目前仍存在争议，包括认知功能损害、年龄、病程、抑郁、运动障碍、睡眠障碍、多巴胺药物剂量及使用时间等。

（2）PD 相关幻觉的发生机制

PD 相关幻觉的发生机制尚不明确，目前观点认为是多个内外因素共同作用的结果。由于幻觉常见于长期接受多巴胺药物治疗的 PD 患者中，过去曾经一度认为 PD 幻觉或精神症状是多巴胺药物治疗的不良反应，认为这是由于多巴胺药物过度刺激中脑边缘叶 D_3、D_4 受体，而表现出的一种药物相关的毒性症状。幻觉症状因此被称为"药物诱导现象""左旋多巴精神病"。1978 年 Moskovitz 等提出药理学点燃模型，认为突触前多巴胺储存不足，突触后存在增敏的受体，一旦出现过度数量多巴胺溢出，与增敏的受体结合，则产生精神症状。

但有学者及研究并不支持上述假说。目前研究显示当幻觉和药物或临床状态之间存在明显的联系时，更可能是处于静止时期。因此幻觉不是简单与高水平的多巴胺能刺激相关，需考虑到疾病本身这个内在因素的影响，但是多巴胺能药物显然是以某种方式与 PD 相互作用来产生幻觉的。

此外，有研究显示 PD 患者幻觉的发生与睡眠障碍相关，尤其是 RBD。RBD 是 PD 常见的睡眠障碍类型，其主要特征是快速动眼期肌肉失张力的功能丧失及梦境演绎行为。PD 患者最初生动的梦境体验伴随病情发展可逐渐演化成幻觉、妄想、谵妄等精神症状，有学者提出视幻觉可以看作是一种梦境溢出现象，因此 RBD 可能是 PD 患者幻觉的重要危险因素。

神经病理学研究方面，发现视幻觉症状的存在与病理报告证实路易体存在有高度一致性，颞叶尤其是杏仁体、海马旁回的路易体分布与视幻觉密切相关。因此认为视幻觉可以作为脑内存在路易体沉着的重要预报指标。

此外，有研究认为视网膜多巴胺能神经元功能障碍以及视觉联合皮质区（brodmann 18、19、39 区）在高级视觉处理功能上的异常可能与视幻觉的形成有关。分子遗传学方面，某些基因可能与 PD 精神症状的出现相关，如载脂蛋白 E（APoE）4 等位基因，但目前仍存在争议。

（3）PD 相关幻觉的临床表现

PD 相关幻觉发作常呈间断性，没有任何已知的触发点及先兆。每次持续时间数秒至数分钟，发作频率每周 1 次至每天数次，多发生在昏暗光线环境中或傍晚、夜间，或独自一人时。PD 相关幻觉可涉及任何感觉形式，但以视幻觉最为常见，其视幻觉内容常丰富多变。视幻觉中所出现的形象可以从单调的光色到人物、景色、场面等，临床上 PD 视幻觉主要是生动的人或动物，很少是无生命物体，这些影像大多是模糊的，不伴有情感体验，大部分患者自知力完整，不会给患者思维、行动带来显著影响。

目前 PD 幻觉尚未形成统一的分类标准。幻觉按所涉及的感观可分为幻听、幻视、幻嗅、幻味、幻触、和本体幻觉（包括内脏幻觉、运动幻觉和前庭幻觉）。有学者将视幻觉分为两种类型：①单纯型幻觉（simple hallucinations）或小幻觉（minor hallucinations）：特征为缺乏确定的内容，常表现为无人的时候感觉有人的存在，闪光、闪过的颜色、会移动的几何图形等；②复杂型视幻觉（complex visual hallucinations）或成形视幻觉（formed visual hallucinations）：能被清楚地确定内容，有特定的形态，如奇怪的动物、物体或人等。另有学者认为可根据有无保留自知力而分为"良性幻觉"和"恶性幻觉"。按幻象是否活动或内容是否改变，可分为所谓的"稳定性幻觉"和"舞台样幻觉"两类，前者形象不活动，后者则像舞台和电影形象那样活动而多变。

（4）PD 相关幻觉的评测方法

目前对 PD 相关幻觉的评测尚无统一量表，临床多是采用问卷调查表的形式进行研究。调查表内容可包括：幻觉类型；幻觉的内容、形式；出现的频率；每次持续的时间；严重度；有无颜色；图像与实物大小的比较；夜间有无幻觉等。

（5）PD 相关幻觉的治疗

根据《中国帕金森病治疗指南（第三版）》的建议，针对

PD 相关幻觉应首先甄别患者的幻觉症状是由抗帕金森病药物诱发，还是由疾病本身导致的。若为前者则需根据易诱发患者精神障碍的概率而依次逐减或停用，如抗胆碱能药、金刚烷胺、MAO-B 抑制药及多巴胺受体激动药。若采取以上措施患者的症状仍然存在，在不明显加重 PD 运动症状的前提下，可将复方左旋多巴逐步减量。如果药物调整效果不理想，则提示患者的幻觉症状可能为疾病本身导致，就要考虑对症用药。目前针对幻觉和妄想的治疗，推荐选用氯氮平或喹硫平，前者的作用稍强于后者，使用氯氮平需定期行血液监测并谨防其不良反应，如粒细胞减少、直立性低血压及癫痫阈值的降低等。其他精神科用药如利培酮、齐拉西酮、阿立哌唑等二代抗精神病药物都可以用于治疗 PD 患者伴发的幻觉等精神病性症状，但均要密切监测患者的药物反应，及时调整药物剂量。

31. 帕金森病非运动症状治疗的国际指南比较

欧洲神经病协会联盟在 2011 年发表了《欧洲神经病治疗手册》。该指南依据最新循证医学证据进一步提出了晚期 PD 治疗方法，为晚期 PD 患者的治疗提供了更多选择。指南涉及运动系统症状治疗及非运动系统症状治疗，尤其对以往认识比较欠缺的非运动系统症状的治疗进行了详细的阐述，并对神经精神症状、睡眠障碍、自主神经功能障碍、胃肠道功能障碍、感觉异常等提出了相关治疗建议。

晚期 PD 治疗重点在于运动症状与非运动症状，PD 的非运动症状包括神经精神症状，如抑郁、焦虑、淡漠、认知功能障碍；睡眠障碍，如失眠、周期性下肢活动、不宁腿综合征、静坐不能、RBD；自主神经功能障碍，如泌尿系统功能紊乱、勃起障碍；胃肠道功能障碍；感觉异常，如疼痛。这些症状可能比运动症状更加突出，或早于运动症状出现，给患者的生活质量带来很大影响。

（1）PD 相关痴呆发生的最高风险因素是患者年龄，而非疾病持续时间

PD 中痴呆的患病率为 30% ~ 40%，累计发生率达 80%。PD 相关痴呆发生的最高风险因素是患者年龄，而非疾病持续时间。2006 版《美国神经病学学会（AAN）最新帕金森病治疗指南》（下文简称 AAN 指南）推荐用药是多奈哌齐（B 级推荐）和利斯的明（B 级推荐）。2011 版 EFNS《帕金森病指南（早期版）》（下文简称 EFNS 指南）提出的建议是：终止使用潜在的加重认知障碍的药物，加服胆碱酯酶抑制剂。由于他克林具有肝毒性，2011 版 EFNS 指南中不推荐使用。此外，针对药物疗效反应和不良反应进行了为期 22 周的随机对照研究，涉及 25 位患者，证实美金刚的长期应用可以稳定的改善痴呆症状，且耐受性很好。因此 2011 版 EFNS 指南建议：如果患者不能耐受胆碱酯酶抑制药的不

良反应或胆碱酯酶抑制剂无效，可以加服或用美金刚替代。

（2）精神病是 PD 最致残的非运动并发症之一

2011 版 EFNS 指南指出首先要控制诱发因素；如治疗感染和代谢紊乱，纠正水、电解质平衡，治疗睡眠障碍；减少多药合用，如抗胆碱能抗抑郁药物、抗焦虑、镇静药物；减少抗帕金森病药物，减药或停药的顺序应为抗胆碱能药物、金刚烷胺、多巴胺受体激动药、MAO-B 和儿茶酚 -O- 甲基转移酶（COMT）抑制药，最终减少左旋多巴。需要注意的是，停止抗帕金森病药物可能引起症状恶化，所以应该权衡利弊，谨慎减药或停药。此外，多巴胺受体激动药比左旋多巴引起精神病的风险更大。2006版 AAN 指南推荐用药为氯氮平（B 级推荐）、喹硫平（C 级推荐），而不推荐奥氮平常规应用。2011 版 EFNS 指南中建议：加服非典型抗精神病药物，应注意氯氮平的血液学不良反应，并进行血液学监测，应用喹硫平可能是有效的，其不需要监测血液指标；加服胆碱酯酶抑制药，如利斯的明（B 级推荐），多奈哌齐（C 级推荐）。该指南不推荐使用奥氮平、利培酮和阿立哌唑。由于典型的抗精神病药物（如吩噻嗪类，苯丁酮类）会加重 PD 症状，所以指南认为也不应使用。《NICE 血脂管理指南》认为，如果患者可以很好地耐受轻度的精神失常，可以不必积极治疗，这一点，2011 版 EFNS 指南没有涉及。

（3）抑郁是常见的 PD 晚期症状之一

抑郁的发生率众说纷纭。PD 患者中严重抑郁障碍的平均发生率为 17%，精神抑郁症的发生率 13%，而较轻的抑郁发生率更高，占 PD 患者的 22%。治疗 PD 相关抑郁，2006 版 AAN 指南推荐使用阿米替林（C 级推荐）。2011 版 EFNS 指南建议优选抗震颤麻痹治疗。目前，对于如何优选抗震颤麻痹的治疗，缺乏针对 PD 患者抑郁症状的左旋多巴疗效研究，2011 版 EFNS 指南还建议了应用三环类抗抑郁药，其具有抗胆碱能效果，是严重抑郁的常规治疗方法；此外可选用 SSRIs，它比三环类抗抑郁药物出现的不良反应少。2011 版 EFNS 指南不推荐新抗抑郁疗法（米氮平、瑞波西汀、文拉法辛）。

（4）直立性低血压的存在可能增加多系统萎缩的风险

作为 PD 的非运动症状之一，直立性低血压的存在可能增加 MSA 的风险。2010 版 AAN 指南认为现有证据不足以支持或反对将多潘立酮、氟氢可的松等用于直立性低血压的治疗。相比之下，2011 版 EFNS 指南对治疗直立性低血压做出了具体建议：避免暴饮暴食、饮酒、夜间喝咖啡、暴露在温暖环境中、容量不足和使用已知的导致直立性低血压的药物；在出现症状性直立性低血压时增加盐的摄入（每顿饭 1g）；抬高床头（30°～40°，可能有效）、应用弹力袜、腹带、增加锻炼、少食多餐；药物可以选择米多君（A 级推荐）或者氟氢可的松（可能有效）。

（5）PD 患者的泌尿系统症状

逼尿肌过度活跃在 PD 患者中很常见，患者常常主诉尿急，这是由膀胱中不足负荷量的尿液引起，因多巴胺刺激加重。针对泌尿系统症状，2011 版 EFNS 指南中给出了详细建议：①突然出现症状，首先除外泌尿道感染；②当以尿频和多尿为主时，除外糖尿病的可能性；③如果是夜尿为主，晚 6 点后减少液体摄入；④床头向上倾以减少尿液形成；⑤最佳化晚间多巴胺能治疗；⑥如果主要问题是尿流梗阻，可以考虑注射阿朴吗啡；⑦使用抗胆碱能药物，其中，不通过血脑屏障的药物应该优先，推荐曲司氯铵（10～20mg，2～3 次／日）、托特罗定（2mg，2 次／日）、奥昔布宁（2.5～5mg，2 次／日）；⑧试点试验中向逼尿肌过度活跃的 PD 患者逼尿肌内注射 a 型肉毒杆菌毒素，改善临床症状，并有尿动力学改变。此外，应参考泌尿外科医师意见。一个Ⅲ类研究中，将阿朴吗啡用于治疗 10 位 PD 患者，改善了排泄效率、提高了平均和最大尿流率，另 2 个Ⅳ类研究发现深部脑刺激可改善膀胱容积。对此，2010 版 AAN 指南中的结论是：阿朴吗啡或深部脑刺激治疗尿失禁的证据不足。

（6）PD 患者的吞咽障碍

关于治疗 PD 中吞咽障碍的论文有限，而且许多研究存在方法学问题，NICE 指南仅提出了经验性建议：早期寻求语言治疗专家的帮助、吞咽建议，如果需要的话还应行器械检查；行透视检查排除安静误吞；可以考虑肠饲 [短期鼻胃管灌食或长期肠饲系统（经皮内镜胃造瘘）]。2011 版欧洲指南的建议除了上述内容，还包括：优先考虑使运动症状治疗最佳化；左旋多巴和阿朴吗啡至少可以改善一部分患者的吞咽困难。关于外科治疗，NICE 指南提到环咽肌切开术有效，但同时危害也很多，2011 版 EFNS 指南认为对外科治疗、康复治疗和肉毒素治疗的经验仍非常有限，因而不做推广。

（7）胃肠功能障碍

对于 2006 版 AAN 指南和 2010 版 AAN 指南都没有涉及的胃功能障碍的治疗，2011 版 EFNS 指南的经验性建议是：应用多潘立酮加速胃排空；使用不经肠道的治疗方法；对胃肌轻瘫的患者行内镜下皮胃造口术。如果患者出现恶心呕吐，2011 版 EFNS 指南建议应用多潘立酮，昂丹司琼可以作为二线药物。EFNS 指南还强调，避免使用甲氧氯普胺、桂利嗪和丙氯拉嗪。便秘是 PD 特征的非运动症状，研究发现，PD 患者的中枢和结肠的多巴胺能神经元严重缺少。2010 版 AAN 指南中建议应用等渗的聚乙二醇（C 级推荐），应用肉毒毒素治疗的证据尚不足。2011 版 EFNS 指南中同样推荐了聚乙二醇（A 级推荐），同时还提到给予蚤草（B 级推荐），以及一些经验性方法，如停用抗胆碱能药、增加液体和纤维的摄入、增加体力活动、短期使用刺激性泻药。

（8）勃起障碍

勃起障碍与神经元变性相关，也是常见的 PD 非运动症状。一个 Ⅱ 类研究证实 50mg 的枸橼酸西地那非可使男性在性生活中达到并维持勃起，同时血压变化非常小。因此，2010 年 AAN 指南推荐应用枸橼酸西地那非（C 级推荐）。2011 年 EFNS 指南同样推荐了西地那非（B 级推荐），此外还可以选用他达拉非或伐地那非，有些患者可以使用阿朴吗啡皮下注射或静脉注射罂粟碱或前列地尔，但这些都是经验性推荐。

（9）睡眠障碍

临床上 PD 患者明显的睡眠障碍非常常见。据估计，60% ～ 90% 的患者有睡眠问题。这些疾病可以被分为夜间睡眠问题（失眠）、日间睡眠问题和特殊的夜间运动问题。2011 年 EFNS 指南对快动眼睡眠行为障碍建议：应用防止睡眠相关损伤的保护措施（卧室防护设备）；减少或停止抗抑郁药，主要是 SSRIs；睡眠时间加服氯硝西泮（C 级推荐）。而 2010 版 AAN 指南作者认为证据不足，只是提出临床治疗中通常应用的药物为抗癫痫药氯硝西泮和褪黑素。

针对日间嗜睡的问题，2010 版 AAN 指南推荐：应用药物莫达非尼（A 级推荐），至于患者能否从事开车类活动，证据不足，未予建议。3 个小型 Ⅱ 类短期空白对照随机双盲实验评估了莫达非尼对 PD 患者日间睡眠的作用，2 个具有交叉设计的试验发现日间嗜睡有轻度改善，而平行的试验中莫达非尼并没有对日间嗜睡产生明显改善。2011 年 EFNS 指南除了推荐莫达非尼（B 级推荐），还经验性建议：评估夜间睡眠障碍、优化夜间睡眠、不要开车、减少或停止其他情况使用的镇静药、减少多巴胺能药物、换用其他多巴胺受体激动药、加用其他促清醒药物如哌醋甲酯。

2010 版 AAN 指南单独提出了对睡眠中周期性下肢运动的治疗建议：应用左旋多巴或卡比多巴（B 级推荐）。这个建议基于一个 I 类试验，在此试验中，睡前服用左旋多巴或卡比多巴可以使自发活动频率由每晚 43 次减少为每晚 28～33 次。2011 版 EFNS 指南对睡眠问题的治疗建议是一同提出的，包括：睡前加服一次标准或缓释的左旋多巴（B 级推荐）；对有运动波动的晚期 PD 患者经皮给予罗替高汀、普拉克索和罗匹尼罗，以改善睡眠质量（A 级推荐）；STN 刺激可以改善晚期 PD 患者除夜间运动症状之外的睡眠障碍。

与以往指南相比，2011 年 EFNS 指南在 PD 非运动症状的治疗上给出了更加细致、全面的建议，使今后 PD 的治疗选择更加丰富。但是客观来说，非运动症状的治疗多基于经验，仍然缺乏足够的研究证据，所以未来几年需更多研究者着眼于非运动症状治疗的研究。需要注意的是，新版 EFNS 指南给出了大量 PD 的治疗建议，然而，这些措施仍然只能缓解患者的症状，以提高其生活质量，却不能从根本上阻止或逆转病情的进展，对于 PD 的治疗仍然任重而道远。

参考文献

1.Barone P，Antonini A，Colosimo C，et al.The PRIAMO study：A multicenter assessment of nonmotor symptoms and their impact on quality of life in Parkinson's disease.Mov Disord，2009，24（11）：1641-1649.

2.马敬红，海强，孙菲，等.440例帕金森病患者非运动症状的发生率及相关因素分析.中华神经医学杂志，2012，11（12）：1225-1228.

3.Chaudhuri KR，Odin P，Antonini A，et al.Parkinson's disease：the non-motor issues.Parkinsonism Relat Disord，2011，17（10）：717-723.

4.Todorova A，Jenner P，Ray Chaudhuri K.Non-motor Parkinson's：integral to motor Parkinson's，yet often neglected.Pract Neurol，2014，14（5）：310-322.

5.Siderowf A，Lang AE.Premotor Parkinson's disease：concepts and definitions. Mov Disord，2012，27（5）：608-616.

6.Khoo TK，Yarnall AJ，Duncan GW，et al.The spectrum of nonmotor symptoms in early Parkinson disease.Neurology，2013，80（3）：276-281.

7.Marras C，Chaudhuri KR.Nonmotor features of Parkinson's disease subtypes.Mov Disord，2016，31（8）：1095-1102.

8.Chaudhuri KR，Martinez-Martin P，Schapira AH，et al.International multicenter pilot study of the first comprehensive self-completed nonmotor symptoms questionnaire for Parkinson's disease：the NMSQuest study.Mov Disord，2006，21（7）：916-923.

9.Martinez-Martin P, Chaudhuri KR, Rojo-Abuin JM, et al.Assessing the non-motor symptoms of Parkinson's disease: MDS-UPDRS and NMS Scale.Eur J Neurol, 2015, 22 (1): 37-43.

10.Domellöf ME, Lundin KF, Edström M, et al.Olfactory dysfunction and dementia in newly diagnosed patients with Parkinson's disease.Parkinsonism and Related Disorder, 2017, 38: 41-47.

11.Ponsen MM, Stoffers D, Booij J, et al.Idiopathic hyposmia as a preclinical sign of Parkinson's disease.Ann Neurol, 2004, 56 (2): 173-181.

12. Postuma RB, Berg D.Advances in markers of prodromal Parkinson disease. Nat Rev Neurol, 2016, 12 (11): 622-634.

13.Goldman JG, Postuma R.Premotor and nonmotor features of Parkinson's disease. Curr Opin Neurol, 2014, 27 (4): 434-441.

14.Haehner A, Hummel T, Hummel C, et al.Olfactory loss may be a first sign of idiopathic Parkinson's disease.Mov Disord, 2007, 22 (6): 839-842.

15.Braak H, Del Tredici K, Rüb U, et al.Staging of brain pathology related to sporadic Parkinson's disease.Neurobiol Aging, 2003, 24 (2): 197-211.

16.Müller A, Reichmann H, Livermore A, et al.Olfactory function in idiopathic Parkinson's disease (IPD): results from cross-sectional studies in IPD patients and long-term follow-up of de-novo IPD patients.J Neural Transm (Vienna), 2002, 109 (5-6): 805-811.

17.Herting B, Schulze S, Reichmann H, et al.A longitudinal study of olfactory function in patients with idiopathic Parkinson's disease.J Neurol, 2008, 255 (3)：367-370.

18.McKinnon J, Evidente V, Driver-Dunckley E, et al.Olfaction in the elderly：a cross-sectional analysis comparing Parkinson's disease with controls and other disorders. Int J Neurosci, 2010, 120 (1)：36-39.

19.Oka H, Toyoda C, Yogo M, et al.Olfactory dysfunction and cardiovascular dysautonomia in Parkinson's disease.J Neurol, 2010, 257 (6)：969-976.

20.Becker G, eufert J, Bogdahn U, et al.Degeneration of substantia nigra in chronic Parkinson's disease visualized by transcranial color-coded real-time sonography. Neurology, 1995, 45 (1)：182-184.

21.Berg D, Marek K, Ross GW, et al.Defining at-risk populations for Parkinson's disease：lessons from ongoing studies.Mov Disord, 2012, 27 (5)：656-665.

22.Krismer F, Pinter B, Mueller C, et al.Sniffing the diagnosis：Olfactory testing in neurodegenerative parkinsonism. Parkinsonism Relat Disord, 2017, 35：36-41.

23.Khan NL, Katzenschlager R, Watt H, et al.Olfaction differentiates parkin disease from early-onset parkinsonism and Parkinson disease.Neurology, 2004, 62 (7)：1224-1226.

24.Khan NL, Jain S, Lynch JM, et al.Mutations in the gene LRRK2 encoding dardarin (PARK8) cause familial Parkinson's disease：clinical, pathological, olfactory and functional imaging and genetic data.Brain, 2005, 128 (Pt 12)：2786-2796.

25.Barresi M，Ciurleo R，Giacoppo S，et al.Evaluation of olfactory dysfunction in neurodegenerative diseases.J Neurol Sci，2012，323（1/2）：16-24.

26.Palma JA，Kaufmann H.Autonomic disorders precting Parkinson's disease. Parkinsonism Relat Disord，2014，20（S1）：94-98.

27.Su A，Gandhy R，Barlow C，et al.A practical review of gastrointestinal manifestations in Parkinson's disease. Parkinsonism Relat Disord，2017.

28.Lesser GT.Frequency of bowel movements and future risk of Parkinson's disease. Neurology，2002，58（5）：838；author reply 838-839.

29.Abbott RD，Ross GW，Petrovitch H，et al.Bowel movement frequency in late-life and incidental Lewy bodies.Mov Disord，2007，22（11）：1581-1586.

30.Savica R，Carlin JM，Grossardt BR，et al.Medical records documentation of constipation preceding Parkinson disease：a case-control study.Neurology，2009，73（21）：1752-1758.

31.Braak H，Del Tredici K，Rüb U，et al.Staging of brain pathology related to sporadic Parkinson's disease.Neurobiol Aging，2003，24（2）：197-211.

32.Shannon KM，Keshavarzian A，Dodiya HB，et al.Is α-synuclein in the colon a biomarker for premotor Parkinson's disease? Evidence from 3 cases.Mov Disord，2012，27（6）：716-719.

33.Fasano A，Visanji NP，Liu LW，et al. Gastrointestinal dysfunction in Parkinson's disease. Lancet Neurol，2015，14（6）：625-639.

34.Woitalla D，Kassubek J，Timmermann L，et al. Reduction of gastrointestinal symptoms in Parkinson's disease after a switch from oral therapy to rotigotine transdermal patch: a non-interventional prospective multicenter trial. Parkinsonism Relat Disord, 2015, 21 (3): 199-204.

35.Pagano G, Tan EE, Haider JM, et al.Constipation is reduced by beta-blockers and increased by dopaminergic medications in Parkinson's disease.Parkinsonism Relat Disord, 2015, 21 (2): 120-125.

36.Bharucha AE, Wald A, Enck P, et al.Functional anorectal disorders. Gastroenterology, 2006, 130 (5): 1510-1518.

37.Liu Z, Sakakibara R, Odaka T, et al.Mosapride citrate, a novel 5-HT4 agonist and partial 5-HT3 antagonist, ameliorates constipation in parkinsonian patients. Mov Disord, 2005, 20 (6): 680-686.

38.Chiu CM, Wang CP, Sung WH, et al.Functional magnetic stimulation in constipation associated with Parkinson's disease.J Rehabil Med, 2009, 41 (13): 1085-1089.

39.Pferffer RF. Non-motor symptoms in Parkinson's disease. Parkinsonism Relat Disord, 2016, 22 (S1): S119-S122.

40.Pont-Sunyer C, Hotter A, Gaig C, et al.The onset of nonmotor symptoms in Parkinson's disease (the ONSET PD study) .Mov Disord, 2015, 30 (2): 229-237.

41.Chen H, Zhao EJ, Zhang W, et al.Meta-analyses on prevalence of selected Parkinson's non-motor symptoms before and after diagnosis.Transl Neurodegen, 2015, 4 (1): 1-8.

中国医学临床百家

42.Claassen DO, Josephs KA, Ahlskog JE, et al.REM sleep behavior disorder preceding other aspects of synucleinopathies by up to half a century.Neurology, 2010, 75 (6): 494-499.

43.Goldman JG, Postuma R.Premotor and nonmotor features of Parkinson's disease. Curr Opin Neurol, 2014, 27 (4): 434-441.

44.Schenck CH, Bundlie SR, Ettinger MG, et al.Chronic behavioral disorders of human REM sleep: a new category of parasomnia.Sleep, 1986, 9 (2): 293-308.

45.Claassen DO, Josephs KA, Ahlskog JE, et al.REM sleep behavior disorder preceding other aspects of synucleinopathies by up to half a century.Neurology, 2010, 75 (6): 494-499.

46.Postuma RB, Gagnon JF, Vendette M, et al.Quantifying the risk of neurodegenerative disease in idiopathic REM sleep behavior disorder.Neurology, 2009, 72 (15): 1296-1300.

47.American Academy of Sleep Medicine. The International Classification of Sleep Disorders. AASM, 2001: 177-180.

48.American Academy of Sleep Medicine.International Classification of Sleep Disorders.2nded.Westchester: American Academy of Sleep Medicine, 2005: 148-152.

49.Sateia MJ.International classification of sleep disorders-third edition: ghlights and modifications.Chest, 2014, 146 (5): 1387-1394.

50. 王雪梅, 冯涛, 顾朱勤, 等 . 基于临床异质性的帕金森病患者抑郁分析 . 中国康复理论与实践, 2015, 23 (2): 220-223.

51. 但小娟，陈彪. 帕金森病抑郁研究进展. 中华老年心脑血管病杂志，2012，14（8）：889-891.

52. 黄曦妍，刘卓，张巍. 帕金森病伴发抑郁的研究进展. 中国神经精神疾病杂志，2012，38（8）：509-511.

53. Goodarzi Z，Mrklas KJ，Roberts DJ，et al.Detecting depression in Parkinson disease：a systematic review and Meta-analysis.Neurology，2016，87（4）：426-437.

54. 中华医学会神经病学分会神经心理学与行为神经病学组，中华医学会神经病学分会帕金森病及运动障碍学组. 帕金森病抑郁、焦虑及精神病性障碍的诊断标准及治疗指南. 中华神经科杂志，2013，46（1）：56-60.

55. Skidmore FM，Yang M，Baxter L，et al.Apathy，depression，and motor symptoms have distinct and separable resting activity patterns in idiopathic Parkinson disease.Neuroimage，2013，81（11）：484-495.

56. Sheng K，Fang W，Su M，et al.Altered spontaneous brain activity in patients with Parkinson's disease accompanied by depressive symptoms，as revealed by regional homogeneity and functional connectivity in the prefrontal-limbic system.PLoS One，2014，9（1）：84705.

57. Chen H，Zhao EJ，Zhang W，et al.Meta-analyses on prevalence of selected Parkinson's nonmotor symptoms before and after diagnosis.Transl Neurodegener，2015，4（1）：1.

58. Hanna KK，Cronin-Golomb A.Impact of anxiety on quality of life in Parkinson's disease.Parkinsons Dis，2012，2012（324）：640707.

59.Lin CH，Lin JW，Liu YC，et al.Risk of Parkinson's disease following anxiety disorders：a nationwide population-based cohort study.Eur J Neurol，2015，22（9）：1280-1287.

60.Dissanayaka NN，Torbey E，Pachana NA.Anxiety rating scales in Parkinson's disease：a critical review updating recent literature.Int Psychogeriatr，2015，27（11）：1777-1784.

61.Sagna A，Gallo JJ，Pontone GM.Systematic review of factors associated with depression and anxiety disorders among older adults with Parkinson's disease. Parkinsonism Relat Disord，2014，20（7）：708-715.

62.Leentjens AF，Dujardin K，Marsh L，et al.Anxiety and motor fluctuations in Parkinson's disease：a cross-sectional observational study.Parkinsonism Relat Disord，2012，18（10）：1084-1088.

63.Prediger RD，Matheus FC，Schwarzbold ML，et al.Anxiety in Parkinson's disease：a critical review of experimental and clinical studies.Neuropharmacology，2012，62（1）：115-124.

64.Erro R，Pappatà S，Amboni M，et al.Anxiety is associated with striatal dopamine transporter availability in newly diagnosed untreated Parkinson's disease patients.Parkinsonism Relat Disord，2012，18（9）：1034-1038.

65.Vriend C，Boedhoe PS，Rutten S，et al.A smaller amygdala is associated with anxiety in Parkinson's disease：a combined FreeSurfer-VBM study.Neurol Neurosurg Psychiatry，2016，87（5）：493-500.

66.Peterson A, Thome J, Frewen P, et al.Resting-state neuroimaging studies: a new way of identifying differences and similarities among the anxiety disorders?Can J Psychiatry, 2014, 59 (6): 294-300.

67.Hu X, Song X, Yuan Y, et al.Abnormal functional connectivity of the amygdala is associated with depression in Parkinson's disease.Mov Disord, 2015, 30 (2): 233-244.

68.Pannekoek JN, Veer IM, van Tol MJ, et al.Aberrant limbic and salience network resting-state functional connectivity in panic disorder without comorbidity.J Affect Disord, 2013, 145 (1): 29-35.

69.Troeung L, Egan SJ, Gasson N.A Meta-analysis of randomised placebo-controlled treatment trials for depression and anxiety in Parkinson's disease.PLoS One, 2013, 8 (11): e79510.

70.Paes F, Baczynski T, Novaes F, et al.Repetitive Transcranial Magnetic Stimulation (rTMS) to Treat Social Anxiety Disorder: Case Reports and a Review of the Literature.Clin Pract Epidemiol Ment Health, 2013, 9: 180-188.

71.Couto MI, Monteiro A, Oliveira A, et al.Depression and anxiety following deep brain stimulation in Parkinson's disease: systematic review and Meta-analysis.Acta Med Port, 2014, 27 (3): 372-382.

72.Zhang T, Yin A, Sun X, et al.Development, reliability and validity of the psychosocial adaptation scale for Parkinson's disease in Chinese population.Int J Clin Exp Med, 2015, 8 (10): 19731-19738.

中国医学临床百家

73.Schienle A，Ille R，Wabnegger A.Experience of negative emotions in Parkinson's disease：An fMRI investigation.Neurosci Lett，2015，609：142-146.

74.Paker N，Bugdayci D，Goksenoglu G，et al.Gait speed and related factors in Parkinson's disease.J Phys Ther Sci，2015，27（12）：3675-3679.

75.Friedman JH.Fatigue in Parkinson's disease patients.Curr Treat Options Neurol，2009，11（3）：186-190.

76.Lou JS，Kearns G，Oken B，et al.Exacerbated physical fatigue and mental fatigue in Parkinson's disease.Mov Disord，2001，16（2）：190-196.

77.DeLuca J，Genova HM，Hillary FG，et al.Neural correlates of cognitive fatigue in multiple sclerosis using functional MRI.J Neurol Sci，2008，270（1/2）：28-39.

78.Friedman J，Friedman H.Fatigue in Parkinson's disease.Neurology，1993，43（10）：2016-2018.

79. Elbers RG，Verhoef J，vanWegen EE，et al.Interventions for fatigue in Parkinson's disease.Cochrane Database Syst Rev，2015，10：CD010925.

80.Friedman JH，Abrantes A，Sweet LH.Fatigue in Parkinson's disease.Expert Opin Pharmacother，2011，12（13）：1999-2007.

81.Alves G，Wentzel-Larsen T，Larsen JP.Is fatigue an independent and persistent symptom in patients with Parkinson disease?Neurology，2004，63（10）：1908-1911.

82.Van Hilten JJ，Weggeman M，van der Velde EA，et al.Sleep，excessive daytime sleepiness and fatigue in Parkinson's disease.J Neural Transm Park Dis Dement Sect，1993，5（3）：235-244.

83.Abe K, Takanashi M, Yanagihara T.Fatigue in patients with Parkinson's disease. Behav Neurol, 2000, 12 (3): 103-106.

84.Lou JS, Kearns G, Benice T, et al.Levodopa improves physical fatigue in Parkinson's disease: a double-blind, placebo-controlled, crossover study.Mov Disord, 2003, 18 (10): 1108-1114.

85.Lou JS, Benice T, Kearns G, et al.Levodopa normalizes exercise related cortico-motoneuron excitability abnormalities in Parkinson's disease.Clin Neurophysiol, 2003, 114 (5): 930-937.

86.Chou KL, Kotagal V, Bohnen NI.Neuroimaging and clinical predictors of fatigue in Parkinson disease.Parkinsonism Relat Disord, 2016, 2 (23): 45-49.

87.Zuo LJ, Yu SY, Hu Y, et.Serotonergic dysfunctions and abnormal iron metabolism: relevant to mental fatigue of Parkinson disease. Sci Rep, 2016, 6 (1): 19.

88.Okun MS, Walter BL, McDonald WM, et al.Beneficial effects of testosterone replacement for the nonmotor symptoms of Parkinson disease.Arch Neurol, 2002, 59 (11): 1750-1753.

89.Kenangil G, Orken DN, Ur E, et al.The relation of testosterone levels with fatigue and apathy in Parkinson's disease.Clin Neurol Neurosurg, 2009, 111 (5): 412-414.

90.Kluger BM, Herlofson K, Chou KL, et al.Parkinson's disease-related fatigue: a case definition and recommendations for clinical research.Mov Disord, 2016, 31 (5): 625-631.

91.Friedman JH，Alves G，Hagell P，et al.Fatigue rating scales critique and recommendations by the Movement Disorders Society task force on rating scales for Parkinson's disease.Mov Disord，2010，25（7）：805-822.

92.Hjollund NH，Andersen JH，Bech P.Assessment of fatigue in chronic disease：a bibliographic study of fatigue measurement scales.Health Qual Life Outcomes，2007，5（1）：12.

93.Grace J，Mendelsohn A，Friedman JH.A comparison of fatigue measures in Parkinson's disease.Parkinsonism Relat Disord，2007，13（7）：443-445.

94.Smets EM，Garssen B，Bonke B，et al.The multidimensional fatigue inventory（MFI）psychometric qualities of an instrument to assess fatigue.J Psychosom Res，1995，39（3）：315-325.

95.Yellen SB，Cella DF，Webster K，et al.Measuring fatigue and other anemia-related symptoms with the functional assessment of cancer therapy（FACT）measurement system.J Pain Symptom Manage，1997，13（2）：63-74.

96.Hagell P，Höglund A，Reimer J，et al.Measuring fatigue in Parkinson's disease：a psychometric study of two brief generic fatigue questionnaires.J Pain Symptom Manage，2006，32（5）：420-432.

97.Mendonça DA，Menezes K，Jog MS.Methylphenidate improves fatigue scores in Parkinson's disease：a randomized controlled trial.Mov Disord，2007，22（14）：2070-2076.

98.Zesiewicz TA，Sullivan KL，Arnulf I，et al.Practice parameter：treatment of nonmotor symptoms of Parkinson disease: report of the quality standards subcommittee of the American academy of neurology.Neurology, 2010, 74 (11): 924-931.

99.Stocchi F, ADAGIO investigators.Benefits of treatment with rasagiline for fatigue symptoms in patients with early Parkinson's disease.Eur J Neurol, 2014, 21 (2): 357-360.

100.Ondo WG, Fayle R, Atassi F, et al.Modafinil for daytime somnolence in Parkinson's disease: double blind, placebo controlled parallel trial.J Neurol Neurosurg Psychiatry, 2005, 76 (12): 1636-1639.

101.Lou JS, Dimitrova DM, Park BS, et al.Using modafinil to treat fatigue in Parkinson disease: a double-blind, placebo-controlled pilot study.Clin Neuropharmacol, 2009, 32 (6): 305-310.

102.Tyne HL, Taylor J, Baker GA, et al.Modafinil for Parkinson's disease fatigue. J Neurol, 2010, 257 (3): 452-456.

103.Schifitto G, Friedman JH, Oakes D, et al.Fatigue in levodopa-naive subjects with Parkinson disease.Neurology, 2008, 71 (7): 481-485.

104.Oldervoll LM, Kaasa S, Knobel H, et al.Exercise reduces fatigue in chronic fatigued Hodgkins disease survivors-results from a pilot study.Eur J Cancer, 2003, 39 (1): 57-63.

105.Mock V, Pickett M, Ropka ME, et al.Fatigue and quality of life outcomes of exercise during cancer treatment.Cancer Pract, 2001, 9 (3): 119-127.

106.Cochrane GD, Rizvi S, Abrantes AM, et al.The association between fatigue and apathy in patients with either Parkinson's disease or multiple sclerosis.Parkinsonism Relat Disord，2015，21（9）：1093-1095.

107.Aarsland D，Bronnick K，Williams-Gray C，et al.Mild cognitive impairment in Parkinson disease：a multicenter pooled analysis.Neurology，2010，75（12）：1062-1069.

108.Kalbe E，Rehberg S P，Heber I，et al. Subtypes of mild cognitive impairment in patients with Parkinson's disease：evidence from the LANDSCAPE study. J Neurol Neurosurg Psychiatry，2016，87（10）：1099.

109.Aarsland D，Andersen K，Larsen JP，et al.Risk of dementia in Parkinson's disease：a community-based，prospective study.Neurology，2001，56（6）：730-736.

110.Hely MA，Reid WG，Adena MA，et al.The Sydney multicenter study of Parkinson's disease：the inevitability of dementia at 20 years. Mov Disord，2008，23（6）：837-844.

111.Yarnall AJ，Breen DP，Duncan GW，et al.Characterizing mild cognitive impairment in incident Parkinson disease：the ICICLE-PD study.Neurology，2014，82（4）：308-316.

112.Xu Y，Yang J，Shang H.Meta-analysis of risk factors for Parkinson's disease dementia. Transl Neurodegener，2016，5：11.

113.谢祎，肖劲松.帕金森病认知障碍研究进展.卒中与神经疾病，2016，23（3）：216-220.

114.Davis A A，Andruska K M，Benitez B A，et al.Variants in GBA，SNCA， and MAPT influence Parkinson disease risk, age at onset, and progression.Neurobiol Aging, 2016, 37: 201-209.

115.Montine T J, Shi M, Quinn J F, et al.CSF Abeta (42) and tau in Parkinson's disease with cognitive impairment.Mov Disord, 2010, 25 (15): 2682-2685.

116.Terrelonge M J, Marder K S, Weintraub D, et al. CSF β-Amyloid 1-42 predicts progression to cognitive impairment in newly diagnosed Parkinson disease.J Mol Neurosci, 2016, 58 (1): 88-92.

117.Kudlicka A, Clare L, Hindle JV.Executive functions in Parkinson's disease: systematic review and Meta-analysis.Mov Disord, 2011, 26 (13): 2305-2315.

118. 刘萍, 冯涛, 张璇, 等. 临床异质性的帕金森病认知障碍分析. 中国综合临床, 2010, 26 (11): 1125-1129.

119.Litvan I, Goldman JG, Troster AI, et al. Diagnostic criteria for mild cognitive impairment in Parkinson's disease: Movement Disorder Society Task Force guidelines. Mov Disord, 2012, 27 (3): 349-356.

120.Goldman J G, Holden S, Bernard B, et al. Defining optimal cutoff scores for cognitive impairment using Movement Disorder Society Task Force criteria for mild cognitive impairment in Parkinson's disease.Mov Disord, 2013, 28 (14): 1972-1979.

121.Emre M, Aarsland D, Brown R, et al.Clinical diagnostic criteria for dementia associated with Parkinson's disease. Mov Disord, 2007, 22 (12): 1689-1707, 1837.

122. 中华医学会神经病学分会帕金森病及运动障碍学组, 中华医学会神经病学分会神经心理学与行为神经病学组. 帕金森病痴呆的诊断与治疗指南. 中华神经科杂志，2011，44（9）：635-637.

123.Wang HF，Yu JT，Tang SW，et al. Efficacy and safety of cholinesterase inhibitors and memantine in cognitive impairment in Parkinson's disease，Parkinson's disease dementia，and dementia with Lewy bodies： systematic review with Meta-analysis and trial sequential analysis.J Neurol Neurosurg Psychiatry，2015，86（2）：135-143.

124.Rolinski M，Fox C，Maidment I，et al. Cholinesterase inhibitors for dementia with Lewy bodies，Parkinson's disease dementia and cognitive impairment in Parkinson's disease. Cochrane Database Syst Rev，2012（3）：D6504.

125.Youdim M B，Kupershmidt L，Amit T，et al.Promises of novel multi-target neuroprotective and neurorestorative drugs for Parkinson's disease.Parkinsonism Relat Disord，2014，20（S 1）：S132-S136.

126.Goldman J G，Weintraub D. Advances in the treatment of cognitive impairment in Parkinson's disease.Mov Disord，2015，30（11）：1471-1489.

127.A comprehensive overview of the neuropsychiatry of Parkinson's disease：a review. Bull Menninger Clin，2017，81（1）：53-105.

128. 张蓉，冯涛，刘萍，等 . 帕金森病幻觉及其影响因素的研究 . 中华临床医师杂志：电子版，2011，5（19）：5560-5566.

129.Goldman JG，Stebbins GT，Dinh V，et al.Visuoperceptive region atrophy independent of cognitive status in patients with Parkinson's disease with hallucinations. Brain，2014，137（Pt 3）：849-859.

中国医学临床百家

130.Wakamori T, Agari T, Yasuhara T, et al. Cognitive functions in Parkinson's disease: relation to disease severity and hallucination.Parkinsonism Relat Disord, 2014, 20 (4): 415-420.

131.Svetel M, miljković T, Pekmezović T, et al.Hallucinations in Parkinson's disease: cross-sectional study.Acta Neurol Belg, 2012, 112 (1): 33-37.

132. Wu DD, Li SH, Jin LY, et al. Influencing factors of visual hallucinations in patients with Parkinson's disease and its relationship with sleep disorders. Zhonghua Yi Xue Za Zhi. 2016, 96 (13): 1016-1020.

133.Poewe W, Seppi K, Tanner CM, et al. Parkinson disease. Nat Rev Dis Primers, 2017, 3: 17013.

134.JM Miyasaki, K Shannon, V Voon, et al.Practice Parameter: evaluation and treatment of depression, psychosis, and dementia in ParkinParkinson disease (an evidence-based review): report of the Quality Standards Subcommittee of the American Academy of Neurology.Neurology, 2006, 66 (7): 996-1002.

135.I Leroi, R Overshott, EJ Byrne, et al.Randomized controlled trial of memantine in dementia associated with ParkinParkinson's disease.Mov Disord, 2009, 24 (8): 1217-1221.

136.Stewart DA. NICE guideline for Parkinson's disease.Age and Ageing, 2007, 36 (3): 240-242.

137.Borgonovo J, Allende-Castro C, Laliena A, et al. Changes in neural circuitry associated with depression at pre-clinical, pre-motorand early motor phases of

Parkinson's disease.Parkinsonism Relat Disord，2017，35：17-24.

138.Sun Z，Jia D，Shi Y，et al.Prediction of orthostatic hypotensionin multiple system atrophy and Parkinson disease.Sci Rep，2016，6：21649.

139.Zesiewicz TA，Sullivan KL，Arnulf I，et al.Practice Parameter：treatment of nonmotor symptoms of Parkinson disease： report of the Quality Standards Subcommittee of the American Academy of Neurology.Neurology，2010，74（11）：924-931.

（刘　萍　曹振汤　房进平　张　璇　张　蓉　李　鑫　整理）

帕金森病诊断

32.MDS 2015 年版帕金森病诊断标准解读

MDS 汇集了全球顶尖的运动障碍疾病专家学者，目前该组织的分支机构已覆盖欧洲、亚洲、大洋洲、美洲、非洲。与英国脑库诊断标准相比，2015 年版 PD 诊断标准增加了非运动症状在诊断中的作用，并且对诊断的确定性进行了分类（确诊 PD 和很可能 PD），我国首都医科大学宣武医院陈彪教授也参与了编写。

（1）PD 的英国脑库诊断标准：

1）第一步诊断帕金森综合征

运动迟缓：随意运动在始动时缓慢，疾病进展后，重复性动作的运动速度及幅度均降低。

至少符合下述 1 项：①肌肉强直；②静止性震颤 4 ～ 6Hz；

③姿势异常（非原发性视觉，前庭功能，脑功能及本体感受功能障碍造成）。

2）第二步排除标准

①反复的脑卒中病史，伴阶梯式进展的 PD 症状；②反复的脑损伤史；③确切的脑炎病史；④动眼危象；⑤在症状出现时，正在接受神经安定药治疗；⑥1 个以上的亲属患病；⑦病情持续性缓解；⑧发病 3 年后，仍是严格的单侧受累；⑨核上性凝视麻痹；⑩小脑征；⑪早期即有严重的自主神经受累；⑫早期即有严重的痴呆，伴有记忆力，语言和行为障碍；⑬锥体束征阳性（Babinski 征 +）；⑭CT 扫描可见颅内肿瘤或交通性脑积水；⑮用大剂量左旋多巴治疗无效（除外吸收障碍）；⑯MPTP 接触史，MPTP 是一种阿片类镇痛药的衍生物。

3）第三步支持 PD 诊断标准

确诊 PD 需要至少符合 3 个以上（含 3 个）：①单侧起病；②静止性震颤；③逐渐进展；④发病后多为持续性的不对称性受累；⑤对左旋多巴的治疗反应非常好（70% ～ 100%）；⑥应用左旋多巴导致的异动症；⑦左旋多巴的治疗效果持续 5 年以上（含 5 年）；⑧临床病程 10 年以上（含 10 年）。

符合步骤一帕金森综合征诊断标准的患者，若不具备步骤二中的任何一项，同时满足步骤三中 3 项及以上者即可临床确诊为 PD。

（2）MDS 帕金森病诊断标准

诊断的首要核心标准是明确帕金森综合征，定义为：出现运动迟缓，并且至少存在静止性震颤或强直这 2 项主征的 1 项。对所有核心主征的检查必须按照 MDS-UPDRS 量表中所描述的方法进行。一旦明确诊断为帕金森综合征，按照以下标准进行诊断：

1）临床确诊 PD 需要具备：①不符合绝对排除标准；②至少 2 条支持性标准；③没有警示征象。

2）诊断为很可能 PD 需要具备

①不符合绝对排除标准；②如果出现警示征象需要通过支持性标准来抵消：如果出现 1 条警示征象，必须需要至少 1 条支持性标准；如果出现 2 条警示征象，必须需要至少 2 条支持性标准。

注：该分类下不允许出现超过 2 条警示征象。

3）对上述几个名词的解释

①支持性标准：对多巴胺能药物治疗具有明确且显著的有效应答。在初始治疗期间，患者的功能恢复正常或接近正常水平。在没有明确记录的情况下，初始治疗显著应答可分为以下 2 种情况。

a. 药物剂量增加时症状显著改善，减少时症状显著加重；不包括轻微的改变。以上改变通过客观评分（治疗后 UPDRS III 评分改善超过 30%）或主观（可靠的患者或看护者提供明确证实存在显著改变）记录。

b. 明确且显著的（开/关）期波动，必须在某种程度上包括可预测的剂末现象；出现左旋多巴诱导的异动症；临床体格检查记录的单个肢体静止性震颤（既往或本次检查）；存在嗅觉丧失或心肌间碘苯甲胍（MIBG）闪烁显像法显示存在心脏去交感神经支配。

②绝对排除标准：出现下列任何一项即可排除 PD 诊断。

a. 明确的小脑异常，如小脑性步态、肢体共济失调或者小脑性眼动异常（持续凝视诱发的眼震、巨大的方波急跳、超节律扫视）。

b. 向下的垂直性核上性凝视麻痹，或者选择性的向下的垂直性扫视减慢。

c. 在发病的前 5 年内，诊断为很可能的行为变异型额颞叶痴呆或原发性进行性失语（根据 2011 年发表的共识标准）。

d. 发病超过 3 年仍局限在下肢的帕金森综合征的表现。

e. 采用多巴胺受体阻滞药或多巴胺耗竭药治疗，且剂量和时间过程与药物诱导的帕金森综合征一致。

f. 尽管病情至少为中等严重程度，但对高剂量的左旋多巴治疗缺乏可观察到的治疗应答。

g. 明确的皮质性的感觉丧失（如在主要感觉器官完整的情况

下出现皮肤书写觉和实体辨别觉损害），明确的肢体观念运动性失用或者进行性失语；

h. 突触前多巴胺能系统功能神经影像学检查正常。

i. 明确记录的可导致帕金森综合征或疑似与患者症状相关的其他疾病，或者基于整体诊断学评估，专业评估医师感觉可能为其他综合征，而不是 PD。

③警示征象

a. 发病 5 年内出现快速进展的步态障碍，且需要规律使用轮椅。

b. 发病 5 年或 5 年以上，运动症状或体征完全没有进展，除非这种稳定是与治疗相关的。

c. 早期出现的球部功能障碍：发病 5 年内出现的严重的发音困难或构音障碍（大部分时候言语难以理解）或严重的吞咽困难（需要进食较软的食物，或鼻胃管、胃造瘘进食）。

d. 吸气性呼吸功能障碍：出现白天或夜间吸气性喘鸣或者频繁的吸气性叹息。

e. 在发病 5 年内出现严重的自主神经功能障碍，包括直立性低血压——在站起后 3 分钟内，收缩压下降至少 30mmHg 或舒张压下降至少 15mmHg，且患者不存在脱水、其他药物治疗或可能解释自主神经功能障碍的疾病；在发病 5 年内出现严重的尿潴留或尿失禁（不包括女性长期或小量压力性尿失禁），且并不是简单的功能性尿失禁；对于男性患者，尿潴留不是由于前列腺疾病引起的，且必须与勃起障碍相关。

f. 在发病 3 年内由于平衡损害导致的反复（＞1 次/年）摔倒。

g. 发病 10 年内出现不成比例地颈部前倾（肌张力障碍）或手足挛缩。

h. 即使是病程到了 5 年也不出现任何一种常见的非运动症状，包括睡眠障碍（保持睡眠障碍性失眠、EDS、RBD）、自主神经功能障碍（便秘、日间尿急、症状性直立性低血压）、嗅觉减退、精神障碍（抑郁、焦虑或幻觉）。

i. 其他原因不能解释的锥体束征：定义为锥体束性肢体无力或明确的病理性反射活跃（包括轻度的反射不对称以及孤立性的跖趾反应）。

j. 双侧对称性的帕金森综合征：患者或看护者报告为双侧起病，没有任何侧别优势，且客观体格检查也没有观察到明显的侧别性。

④标准的应用

a. 根据 MDS 标准，该患者可诊断为帕金森综合征吗？

如果答案为否，则既不能诊断为很可能 PD 也不能诊断为临床确诊的 PD。

如果答案为是，进入下一步评测：

b. 存在任何绝对的排除标准吗？

如果答案为是，则既不能诊断为很可能 PD 也不能诊断为临床确诊的 PD。

如果答案为否，进入下一步评测：

c. 对出现警示征象和支持性标准进行评测，方法如下：记录出现警示征象的数量；记录支持性标准的数量；至少有 2 条支持性标准且没有警示征象吗？

如果答案为是，则患者符合临床确诊 PD 的标准。

如果答案为否，进入下一步评测：

d. 多于 2 条警示征象吗？

如果答案为是，不能诊断为很可能 PD。

如果答案为否，进入下一步评测：

e 警示征象的数量等于或少于支持性标准的数量吗？

如果答案为是，则患者符合很可能 PD 的诊断标准。

（3）MDS 诊断标准与英国脑库诊断标准比较的重大更新

1）多巴胺能药物治疗具有明确且显著的有效应答，在 MDS 中将多巴丝肼改善基线 UPDRS 分数＞30% 设为有效，而英国脑库则认为 70%～100% 为有效。

2）简化支持标准并关注非运动症状，将原有的 8 条支持标准减为 3 个，并增加了嗅觉丧失和心脏去交感神经支配。

3）剔除姿势异常。

4）将排除标准分层，从英国脑库的 16 条排除标准分为 9 条必须排除 PD 的标准和 10 条警示征象。

（4）新版 MDS 诊断标准的意义

1）有助于提高 PD 的诊断率和准确率，使更多早期患者早期规范治疗、长期获益。

2）肯定了多巴胺能治疗应答对 PD 诊断的作用。

3）引入非运动症状。

33. 欧洲神经病学联盟 2013 年版帕金森病诊断指南解读

欧洲神经病学联盟（EFNS）和国际运动障碍协会欧洲分会（MDS-ES）于 2013 年制订的《帕金森病诊断指南》（以下简称《指南》），发表在《欧洲神经病学杂志》上。该《指南》对有关 PD 诊断方面的文献进行了系统回顾和分析，提出了推荐的诊断标准、诊断方法和诊断指标等。

（1）《指南》第一部分：关于 PD 的临床诊断标准

在曾经出现的国际诊断标准中，《指南》推荐在临床诊断中应用英国 PD 协会脑库诊断标准。与传统的英国 PD 协会脑库诊断标准相比，该《指南》新增加了嗅觉减退和视幻觉作为支持标准。英国 PD 协会脑库诊断标准的制定基于 2 个临床病理学的回顾性研究（3 级证据）。100 个病理确诊为 PD 的患者通过英国 PD 协会脑库诊断标准诊断的正确率达 82%。另一项较晚的回顾性研究，分析了 143 例病理确诊为 PD 的患者，他们生前都用英国脑库标准被诊断过，结果显示该诊断标准的灵敏度高达 91.1%，特异度达 98.6%，阴性预测值为 90%。随着时间的推移，临床诊断标准的准确性提高了，说明充分的应用该临床诊断标准及其中支持及不支持标准的重要性。

中华医学会神经病学分会制定的 PD 诊断标准基本是参照英国 PD 协会脑库诊断标准制定的。由于病理研究已经证实了英国 PD 协会脑库诊断标准具有较高的敏感度和特异度，应该在临床工作中应用。近年研究提示 PD 的非运动症状在运动症状出现前即可出现，嗅觉减退和视幻觉作为诊断支持特征十分重要。

(2)《指南》第二部分：基因检测

《指南》推荐应用基因检测来诊断 PD（B 级推荐）。基因检测要根据症状、家族史及发病年龄等采用个体化原则。①对 *SNCA* 点突变和异常复制的检测：适用于有家族史，并且家族成员中不同代的早发或晚发的显性遗传患者。② *LRRK2* 基因检测：适用于有阳性家族史的典型 PD 患者的辅助检测。③对于散发型患者多检测 *LRRK2* 基因。④ *GBA* 基因的检测推荐用于不典型 PD 患者，具有或不具有家族史。⑤ *Parkin*（*PARK2*）、*PINK1*（*PARK6*）和 *DJ-1*（*PARK7*）基因检测适用于有家族史的典型症状的 PD 患者，特别是发病年龄 < 50 岁的人群。而对于散发病

例常用于早发型患者，特别是起病年龄＜40岁的人群。⑥对于 *Parkin*（*PARK2*）、*PINK*（*PARK6*）和 *DJ-1*（*PARK7*）3种基因检测未发现的早发型患者常检测 *ATP13A2/PLA2G6* 和 *FBX07*。基因检测是诊断基因疾病的"金标准"。只有不到5%的PD患者是由单基因突变引起的。所以基因检测仅应用于一小部分患者。由于对基因突变导致的疾病尚无有效的治疗方法，所以基因检测的目的旨在对PD患者评估预后，对其尚未发病的亲属进行发病风险的预测。《指南》首次对PD的基因检测提出了指导性建议，有助于临床医师筛选目的基因进行检测。

（3）《指南》第三部分：自主神经功能检测

《指南》推荐自主神经功能检查可以发现存在自主神经障碍的PD患者。一些检查如卧立位血压检测、残余尿量检测对治疗有重要的意义。但是还没有足够的证据推荐适用于PD患者检查的项目。

《指南》强调了进行自主神经功能检测在PD诊断和鉴别诊断中的必要性。因为一部分PD患者存在直立性低血压、排尿异常、便秘等自主神经症状，这些症状甚至可早于运动症状出现。对于这些患者和MSA的鉴别就很困难。MSA患者常常在尿动力学检查中发现逼尿肌协同障碍及过多的残余尿量，而在特发性PD患者中少见。PD和MSA患者均可以出现肛门括约肌的功能障碍，但MSA患者出现的更早并且进展的更快。《指南》也指出

MSA 和 PD 在自主神经障碍方面有重叠。

（4）《指南》第四部分：嗅觉检查

《指南》推荐：①嗅觉检测可以区分 PD 与非典型帕金森综合征、继发性帕金森综合征。②对于隐匿起病的 PD 患者嗅觉检测可以作为诊断的筛查手段，但不能预测疾病的进展。对于运动症状出现前的 PD 患者嗅觉检测是敏感的筛查工具，但并不是特异性的。

PD 患者中存在嗅觉减退所占的比例为 73% ～ 90%。嗅觉损害现被认为是疾病的非运动症状之一，并且可以出现在运动症状之前。基于一些人群和前瞻性研究，发现嗅觉减退在预测患 PD 风险上的灵敏度大于 80%，但是特异度比较低，因为 1/3 的老年人可能存在嗅觉的减退。《指南》提醒我们在应用嗅觉减退诊断 PD 方面应谨慎分析。

（5）《指南》第五部分：急性多巴胺能药物负荷试验

《指南》不推荐应用急性左旋多巴负荷试验作为 PD 诊断的依据，理由是还没有充分的证据。 临床诊断 PD 的支持标准有患者服用多巴胺能药物有效，但是无效并不能作为其排除标准。自 20 世纪 80 年代起完成了多种不同药物的急性负荷试验，结果表明对多巴胺能药物长期有效是 PD 的支持诊断标准。不同的研究方法对上述的研究结果及实际应用有很大程度影响。如何进行急性多巴胺能药物负荷试验并没有统一的方法。2000 年发表了 1

篇大型试验的研究综述，研究左旋多巴和阿朴吗啡在 PD 和其他具有帕金森症状患者中对其诊断的价值。作者发现急性药物试验和慢性药物治疗相似，在本质上并不能区分各诊断。根据很多患者服用药物后的反映对疾病的诊断是有益处的，但是确有其局限性。

2013 年 EFNS《指南》关于急性多巴胺能药物负荷试验的分析与 AAN 发表的循证医学综述有一定差别。ANN 的循证医学综述认为左旋多巴和阿朴吗啡急性药物试验对于区分 PD 和其他具有帕金森样症状的疾病是有益的。关于急性多巴胺能负荷试验是否可用于 PD 诊断一直存在争议，这可能与该试验没有统一的操作方法、评价体系、临界值等因素有关。

（6）《指南》第六部分：神经电生理检查

鉴于研究证据较少，《指南》没有推荐电生理检查项目用于 PD 的诊断和鉴别诊断。虽然《指南》没有推荐，但仍有些电生理检查项目有一定参考意义。震颤分析可以检测震颤类型、频率、波幅、主动肌和拮抗肌的放电模式等，有助于鉴别 PD 与其他引起震颤的原因。常规肌电图在 PD 患者中常是正常的，而肛门括约肌肌电图是异常的；非典型帕金森综合征特别是 MSA 患者中也往往是异常的；两者在肛门括约肌卫星电位方面存在差异。

（7）《指南》第七部分：神经心理检测

《指南》推荐对怀疑存在帕金森样症状的患者进行神经心理检测。这种评测包括患者身边家人提供的病史，一个简单的认知功能评价，筛查是否有 RBD、抑郁情绪和精神症状。神经心理检测旨在排除其他帕金森综合征，而不是为了诊断 PD。比如帕金森样症状和痴呆同时出现的多见于 DLB 或阿尔茨海默病。而皮质下的认知损害多见于 PSP。国立神经病学与中风研究所（Nationdl Institute of Neurological Disorders and Stroke，NINDS）组织推荐了适用于不同阶段 PD 的评价量表。PDD 推荐 DSR-2量表。它是经过验证的评价最高的量表。但是临床实际应用中很少用到，因为耗时比较多。心理评估对诊断 PD 是有益的。严重的抑郁患者需进行认知和心理方面的筛查，DLB 患者需完善视觉诱发电位检查。MDS-UPDRS 中包括对幻觉和精神症状以及抑郁情绪的问题，是适合临床医师用的筛查工具。

（8）《指南》第八部分：神经影像学

1）经黑质超声检测

《指南》 推荐黑质超声用于：①鉴别 PD 和继发性及非典型帕金森综合征；②早期 PD 的诊断；③预测患病的风险。

《指南》中黑质超声的使用方法已经出台。为了诊断帕金森综合征，需用到 2 个标准化的扫面平面。第一个扫描平面为中脑平面，其中包括黑质、红核和中缝结构。第二个扫描平面为第三脑室平面，其中包括脑室结构和黑质结构。根据健康人群的黑质区域回声，可以知道回声增强为异常。黑质区域回声增强分为明显的高回声（即高于90%的正常人）和中度回声增强（即高于70%～90%的正常人）。通过黑质回声与正常脑室结构及基底节区的回声相对比诊断和鉴别帕金森综合征是至关重要的。

在临床应用中评估黑质回声的准确性有赖于：①超声的准确定位；②可透过的颞窗；③经验丰富的医师。黑质回声增强可见于10%的正常人群，在PD患者中常见，而在其他变性病中稍少见，最常见的是重金属沉积症和一些颅内感染的患者。在PD患者中黑质回声异常的特异度是80%，因此还需其他辅助检查综合诊断。对于黑质回声在疾病的不同发展阶段是否一致的问题尚不明确。《指南》强调了黑质超声在PD诊断中的重要意义，也提出了黑质超声技术应用的局限性。

2）核磁共振（MRI）

《指南》推荐应用MRI可排除具有帕金森样症状的不同病理机制的疾病。MRI可用于鉴别PD和帕金森综合征。① MSA：可见壳核萎缩及外侧缘变平，脑桥小脑纤维的萎缩，小脑中脚的异常高信号和十字征。② PSP：中脑萎缩和蜂鸟征以及小脑上脚的异常信号。这些标志在鉴别PD和帕金森综合征上具有较高的特异性，但是在疾病早期并不十分敏感。MRI并不能很好地区别 MSA 和 PSP，但是可以结合其临床症状特点协助诊断。

《指南》认为弥散加权成像（DWI）上弥散系数在以下几种情况下存在差异：① 早期的 PD 和帕金森综合征（特别是 MSA-P）② SCP 在 PSP 患者中是标志物，若出现多考虑为 MSA 和 PSP，而不是 PD。弥散张量成像可提供显著的差异，但仍需进一步认证。临床实际应用中，MRI 中的 T_1 和 T_2 加权像可以鉴别帕金森综合征。《指南》强调了一些非典型帕金森综合征在 MRI 上的特征性改变，这些特征可能在 PD 与非典型帕金森综合征的鉴别方面提供重要的诊断依据。《指南》没有提及直接应用 MRI 技术诊断早期 PD，尽管目前已经有一些研究。

3）单光子发射断层扫描技术（SPECT）

《指南》推荐：应用 DAT-SPECT 鉴别诊断帕金森综合征和原发性震颤，并且可用于诊断患者中的非典型性震颤；心肌 ^{123}I-MIBG SPECT 显像可以鉴别诊断 PD 和帕金森综合征。

SPECT 是选择纹状体多巴胺神经末梢的放射性配体，用来衡量纹状体多巴胺能系统，可使放射性物质选择性聚集在突触前膜的多巴胺转运体（DAT）的靶点上，DTA 即黑质纹状体通路上的疾病诊断生物标记。第一个成功使 DAT 显像的标志物是 ^{123}I-β-CIT，并证实壳核的 DAT 异常与 PD 的临床症状相关。近年曾先后应用于欧洲和美国的 ^{123}I-FP-CIT 示踪剂，可用于对帕金森综合征的早期诊断及与原发性震颤的鉴别。DAT-SPECT 不能用于 PD 与帕金森综合征（比如 MSA 或 PSP）的鉴别。多巴胺 D2 受体的 SPECT 成像可用于鉴别 PD 和帕金森综合征，但并不能鉴别帕金森综合征中的不同类型。

非典型性帕金森综合征和血管性帕金森综合征的心肌的 ^{123}I-MIBG 摄入正常或轻度减低，而 PD 的心肌 ^{123}I-MIBG 摄入往往明显降低甚至缺失。^{123}I-MIBG SPECT 显像的主要缺陷是特异度较低（37.4%），尽管灵敏度相对较高（87.7%）。《指南》对脑 DAT-SPECT 以及心肌 ^{123}I-MIBG SPECT 显像的适用范围和临床意义进行了比较具体的分析和描述。

4）正电子成像技术（PET）

《指南》认为所有对于 PET 的回顾性研究，仅有一项达到分析标准，所以没有正式推荐常规应用 PET 来协助诊断 PD。

在文献报道中，PET 在 PD 的诊断中主要用于两个方面：第一方面，在退行性变的帕金森综合征中，比如 PD、MSA、PSP 和 CBD，发现纹状体多巴胺的缺乏，而在原发性震颤、肌张力障碍性震颤、药物继发性帕金森综合征和精神性帕金森综合征中未发现。^{18}F-dopa 示踪剂可在多巴胺能神经末梢作为多巴胺脱羧酶反应活性的标志物，^{18}F-FP-CIT、^{18}F-FP-CIT 均可以作 DAT 的标志物，这些标志物可检测出疾病的进展。在一些患 PD 的高危人群中出现运动症状之前发现分子影像标志物的异常，如

LRRK2 基因携带者、有 PD 家族史的非症状亲属，以及同卵双胞胎。应用 ^{18}F-FDG-PET 可观察大脑在安静状态下的葡萄糖代谢（rCMRGlc），在 PD 患者中可见豆状核的代谢是相对增高的，而前额的代谢是相对减低的，此现象便是 PD 相关的代谢异常（PDRP）。PDRP 与运动障碍相关，患者服用多巴胺能激动剂时，不出现 PDRP；当患者暂时停药时，可出现 PDRP。而帕金森综合征则表现为纹状体的葡萄糖代谢减低，因此可以和典型的 PD 相鉴别。也可通过脑干和皮质的代谢变化来鉴别帕金森综合征和 PD。

综上所述，PET 并不能直接诊断 PD 或非典型帕金森综合征，其显示的功能障碍，可以协助临床诊断。虽然《指南》没有进行正式的推荐，但不能否认 PET 技术在 PD 诊断和鉴别诊断方面已经取得一系列进展，也将是未来的主要研究方向之一。

《指南》对 PD 诊断和鉴别诊断的历史和现状进行了充分而科学的分析，提出了相对严谨的建议。总体而言，《指南》推荐使用英国 PD 协会脑库诊断标准进行临床诊断；对于特定基因的基因检测强调个体化；推荐嗅觉检测用于鉴别 PD 和其他帕金森综合征；在急性多巴胺能负荷试验方面认为没有足够的研究证据；推荐对认知及 REM 进行评估；对于可疑的 PD 患者，也需要最初评估其精神状况及有无重度抑郁；TCS 不仅用于鉴别 PD 和非典型及继发性帕金森综合征，还可以早期发现 PD 高危人群；但因为 TCS 对诊断 PD 的特异性存在限制，所以需要与其他辅助检查联用；MRI 和 DWI 对于鉴别 MSA、PSP 和 PD 是值得推荐的；DAT-SPECT 用于鉴别帕金森综合征和原发性震颤；[123]I-MIBG SPECT 显像的摄入用于鉴别 PD 和 MSA 患者（A 级）。对于 PD 的诊断还是很大程度上依赖其临床特点，选择各项检查对诊断起到辅助作用，而其中的一些辅助检查手段在不久的将来可以用于疾病亚临床阶段的诊断。

34. 帕金森病的结构和功能磁共振影像学进展

（1）传统结构 MRI 鉴别帕金森综合征研究进展

传统结构 MRI 序列，如 T_1 加权、T_2 加权像可发现非典型帕金森综合征的脑结构改变，如 MSA 患者的"脑桥十字征""小脑中脚高信号征""壳核裂隙征"；PSP 患者的"蜂鸟征"；此外，中脑脑桥比对鉴别 PD、MSA 和 PSP 具有一定价值。需注意，对于"壳核裂隙征"，在不同场强 MRI 上具有不同的诊断价值。早期研究利用 0.5T 和 1.5T 磁共振观察到 MSA 患者壳核萎缩和壳核裂隙征，0.5T MRI 二者敏感性为 73%，1.5T MRI 敏感性为 88%；与 PD 相比 0.5T MRI 特异性为 95%，1.5T MRI 特异性为 93%；与正常对照相比，0.5T MRI 特异性为 100%，1.5T MRI 特异性为 91%。而后研究观察 1.5T MRI 壳核裂隙征在正常对照中的出现率，发现 130 名正常人中 38.5% 显示出壳核裂隙征、

83.3% MSA-P 患者中、60%MSA-C 患者中出现壳核裂隙征。此外，1.5T MRI 下正常人群中壳核裂隙征主要集中在前半部或前3/4，并且大部分是连续性的，而且宽度在 2mm 之内。大部分不存在壳核的低信号或者只有一部分为轻微的低信号。而与正常人及 MSA-C 型对比，MSA-P 型的壳核裂隙征多集中在后半部分，宽度 > 2mm，存在不连续性及附近壳核的低信号，并且有壳核萎缩，具有鉴别诊断意义。然而，在 3T MRI 中，T_2 像的壳核裂隙征可在 70% ～ 80% 的年龄为 30 ～ 60 岁的正常对照中观察到。因此，诊断和鉴别诊断价值不足。对于结构影像学鉴别帕金森和 PSP，可观察蜂鸟征、中脑脑桥区域比值、MRI 帕金森指数、中脑和脑桥长轴的垂直线比值或中脑长轴垂直线长度，具体研究及诊断价值见表 11。其他 MRI 特点如中脑体积、轴位中脑前后径等，因个体差异较大，诊断价值欠佳。

（2）铁沉积相关检测序列鉴别帕金森综合征研究进展

正常老龄化可以导致部分脑区的铁沉积，主要与铁蛋白及神经黑色素结合。但是某些特殊脑区，高于正常的铁沉积常发生在神经系统退行性疾病，可能引起游离铁增加，引起氧化应激和细胞损伤。1995 年《Neurology》报道 3T MRI T_2 序列可见 PD 患者黑质铁沉积高于正常对照，但诊断价值未得到确定。

表 11 结构影像学鉴别帕金森病和进行性核上性麻痹诊断价值研究

年份	研究对象	研究方法	鉴别 PSP 与 non-PSP	鉴别 PSP 与 PD	鉴别 PSP 与 MSA-P	其他
2005	PSP 21, PD 23, MSA-P 25, HC 31.	组间比较 M/P	NA	NA	NA	PSP M/P 平均值，0.124 (0.09～0.15)；PD M/P 平均值 0.208 (0.17 to 0.3)；MSA-P M/P 平均值 0.266 (0.18 to 0.49)；HC M/P 平均值 0.236(0.18 to 0.32)；PSP M/P 与 non-PSP 无重叠
2008	PSP 33, PD 108, MSA-P 19, HC 50	ROC 曲线计算 中脑脑桥区域比值	NA	临界值 =0.2 敏感性 90.9% 特异性 93.5%	M/P=0.22 敏感性 97.0% 特异性 94.7%	NA
		ROC 曲线计算 MRI 帕金森指数	NA	临界值 =13.55 敏感性 100% 特异性 100%	临界值 =12.85 敏感性 100% 特异性 100%	NA
2010	PSP 22, PD 75, MSA-P 26	事先定义 M/P 临界值 = 0.18	敏感性 63.6% 特异性 92.1% 准确性 87.0%	敏感性 63.6% 特异性 94.7% 准确性 87.6%	敏感性 63.6% 特异性 84.6% 准确性 75.0%	NA

续表

年份	研究对象	研究方法	鉴别 PSP 与 non-PSP	鉴别 PSP 与 PD	鉴别 PSP 与 MSA-P	其他
		事先定义 MRI 帕金森指数临界值 = 14.38	敏感性 81.8% 特异性 80.2% 准确性 80.5%	敏感性 81.8% 特异性 76.0% 准确性 77.3%	敏感性 81.8% 特异性 92.3% 准确性 87.5%	NA
2013	PSP 12, PD 2, MSA 7, HC 8	ROC 曲线计算中脑脑桥长轴垂直线及其比值 中脑长轴垂直线长度 < 9.35mm, 中脑长轴垂直线与脑桥长轴垂直线比值 < 0.52 敏感性 100% 特异性 100%	NA	NA	NA	

简写：M/P：Pidbrain-to-Pontine Area Ratio，中脑脑桥区域比值；NA: not available，未提供。

2011 年报道了利用高场强 7T MRI T_2 加权序列观察 PD 患者黑质结构及铁沉积，发现 PD 患者黑质外缘弧形结构消失，而表现为锯齿样结构，可能由黑质神经元丢失及铁沉积引起。高场强磁共振目前国内尚未应用于临床，其诊断价值有待进一步研究。

2014 年报道了 PD 患者可在 3T MRI 磁敏感加权序列（susceptibility weighted imaging，SWI）观察到"燕尾征"。其本质为黑质小体 -1 黑色素含量增高，正常黑质小体 -1 为黑质后部中央区域短 T_1、T_2 高信号结构，该结构与黑质其余区域形成类似燕尾的影像学表现。PD 患者表现为黑质小体 -1 T_2 和 SWI 信号降低，即燕尾征消失。在 2 项研究中分别研究纳入 10 名 PD 和 9 名正常对照者，9 名 PD 和 8 名正常对照者中进行验证，发现"燕尾征"消失。鉴别 PD 和正常对照敏感性 100%，特异性 95%，准确率 96%。然而，尚无研究证实燕尾征消失对 PD 和帕金森叠加综合征的鉴别诊断价值。

（3）帕金森病功能磁共振研究进展

功能磁共振近年来进展迅速，研究方法包括任务态功能磁共振及静息态功能磁共振，观察指标包括局部脑功能活动 [BOLD、ALFF、局部一致性（regional homogeneity，ReHo）]、功能连接（基于种子点、基于体素）、连接组（小世界属性、模块化等图论分析）等。任务态功能磁共振可以特异性的观察某一个行为学任务时脑区的反应性及患者与正常对照的差异，但是有学者提出任务态时疾病状态下脑区功能差异可能受任务执行能力下降的偏倚，即功能磁共振反应的差异可能反应任务执行能力的差异、而非疾病本身状态；相比之下，静息态功能磁共振不受任务执行能力的干扰，但不能反应特性行为异常（如冻结步态等）所累及的脑区，各有优势及劣势。利用功能磁共振，可以观察到 PD 相关的行为学变化（4 项主征：运动迟缓、静止性震颤、肌强直、步态姿势异常）及其脑网络机制，探索潜在的 PD 及 PD 亚型的脑网络标志物、监测药物反应性、监测疾病进展等。

在潜在的脑网络标志物方面，Skidmore 等对 14 例 PD 和 15 例正常对照研究发现 PD 相关模式表达为 SMA 区、右侧额中回、左侧小脑后叶 ALFF 值下降，右侧小脑前叶 ALFF 值增高。利用 Rs-fMRI 和 ALFF 算法，通过主成分分析模型，Wu 等对 56 例 PD 和 56 例正常对照进行分析发现帕金森相关脑网络模式（PDRP-ALFF），表现为纹状体、SMA 区、额中回、枕叶 ALFF 值下降，而丘脑、小脑、楔前叶、颞叶 ALFF 值下降，PDRP-ALFF 区分 PD 与正常对照的准确率约 90%，具有 92% 敏感性以及 87% 特异性，与 FDG-PET 发现的 PDRP 具有一定的可比性。

在亚型研究方面，研究显示，小脑 - 丘脑 - 皮质环路（cerebello-thalamo-cortex circuit，CTC）功能增强可能参与震颤为主型 PD 患者的病理生理改变。CTC 通路中，齿状核发出纤维通过对侧小脑上脚至对侧丘脑腹外侧区，进而到达运动皮质；运动皮质发出纤维至脑桥核，进一步传递信息至对侧小脑皮质，形成 CTC 通路。除了 FDG PET 发现"帕金森病震颤相关葡萄糖代谢脑网络模式（PD-related Pattern，PDRP）"以外，Helmich 等将肌电图与静息态磁共振扫描偶联，分别观察震颤频率、震颤起始与脑自发神经活动及脑连接的相关性，发现小脑、M1 区的自发神经活动与震颤振幅显著相关。Yu 等利用功能磁共振，发现 PD 患者在拇指按压动作时小脑与 M1 区自发神经活动显著较高，而壳核、辅助运动区自发神经活动显著较低，同时小脑与对侧壳核自发神经活动存在负相关，提示 CTC 环路增高可能起到代偿基底节环路功能下降的作用。步态姿势异常为主型 PD 的功能影像研究较少，其中，PD 的步态异常被认为可能不是一种单一的临床现象，而是由不同的潜在机制导致的临床症候群。目前，基于功能磁共振研究已提出 4 种 PD 步态异常的机制，包括：前额叶执行功能受损（如：运动自动化异常和连续化效应）；感知觉的功能障碍；姿势步态的偶联异常；脊髓模式产生中枢产生的异常步态模式。通过比较震颤为主型 PD 和姿势步态异常为主的 PD 患者的 ALFF 差异及齿状核功能连接差异，可以发现震颤为主型 PD 患者小脑功能活动及功能连接均增加，而姿势步态异常为主型 PD 患者小脑功能活动和功能连接均下降，提示小脑异常可能与亚型差异有关。

利用功能磁共振，还可观察左旋多巴用药前后或 DBS 治疗前后脑功能网络变化，通过随访研究可观察疾病进展相关的脑功能变化等。但目前研究结果尚不一致。总之，功能磁共振是目前 PD 影像学研究热点，为研究 PD 提供了无创、相对简单的研究手段，目前进展较为迅速。

本文总结了 PD 磁共振研究方面的进展，包括传统影像学鉴别帕金森综合征的进展、铁沉积相关序列诊断和鉴别 PD 的进展以及功能磁共振进展。在结构 MRI 方面，高场强磁共振和新序列的利用为诊断和鉴别诊断帕金森综合征提供了潜在的手段；功能磁共振研究属于脑网络研究之一，相比于脑电研究空间分辨率更佳，但时间分辨率不足；相对于 PET 研究，功能磁共振具有较好的时间分辨率和空间分辨率，但所反映的指标不同，可为互补。在诊断方面，磁共振影像学的进展尚不可代替临床诊断；在研究方面，需与其他研究手段相互补充。但磁共振研究是 PD 研究领域重要的一方面。

35. 帕金森病分子影像学研究进展

PD 是常见的神经系统退行性变，其病理生理改变包括黑质多巴胺能神经元的丢失，同时可能影响其他神经递质系统（如 5-羟色胺能、胆碱能等），与 PD 运动、非运动症状相关。神经递质系统和脑功能代谢的异常可通过分子影像学进行观察、研究。PD 分子影像包括多巴胺能系统及非多巴胺能系统，前者又包括突触前功能显像、突触后功能显像；后者包括葡萄糖代谢显像（如 ^{18}FDG 显像剂）、水分子显像（H2150）、5-HT 能系统显像、小胶质细胞显像、心肌 MIBG 显像等。随着示踪剂的研究和发展，PD 的分子影像学研究进展较迅速。

（1）突触前显像是一种敏感的检查手段，适合于帕金森综合征的早期诊断

突触前功能显像包括 DAT、芳香族氨基酸脱羧酶（AADC）、囊泡单胺转运体（VMAT）的功能显像。DAT 代表性示踪剂如 ^{11}C-CFT，AADC 常用的示踪剂如 ^{18}F-dopa，VMAT 常用的示踪剂如 ^{11}C-DTBZ 在不同影像中心开展。

突触前显像的主要意义在于早期诊断 PD、鉴别 PD 与非神经系统退行性疾病、鉴别早发型 PD 与肌张力障碍等运动障碍疾病。PD 突触前功能显像在疾病早期即缺失明显。研究显示黑质细胞丢失 30% ～ 50% 时，突触前示踪剂摄取减少 80%；当黑质细胞缺失约 50% 时，此时突触前示踪剂摄取为 0。突触前显像是早期诊断的有力手段，可监测疾病进展，与疾病进展相关（但非直线相关）。研究提示，DAT-PET 或 VMAT-PET 可在 PD 临床前期 10 ～ 20 年即存在异常。不同突触前显像方式和示踪剂存在一定的差异，一般而言，DAT-PET，DTBZ-PET 反映多巴胺能神经元突触末梢密度较 ^{18}F-dopa 准确，可能更为敏感。另一方面，^{18}F-dopa PET 可能高估 PD 患者的黑质细胞能力，可能显示出比

实际摄取更好，这是由于多巴胺神经末梢的损失而继发的多巴脱羧酶活性的代偿性增加或 ADCC 酶活性相对保留。MDS 2015 诊断指南中，突触前显像正常作为 PD 绝对排除标准，该诊断标准中并未区分突触前显像类型。

DAT-PET 对于鉴别退行性疾病与非退行性运动障碍病（如鉴别 PD 与特发性震颤、肌张力障碍性震颤、药物继发性帕金森综合征、精神源性帕金森综合征）敏感性达 87% ~ 98%，特异性约为 80% ~ 100%。对于血管源性帕金森综合征，DAT-PET 显像存在差异，部分研究发现血管性帕金森综合征 DAT 摄取正常，也有研究提示示踪剂结合减少。Benítez-Rivero 等纳入 106 名血管性帕金森综合征和 280 名 PD 患者，发现约 32.5% 血管性帕金森综合征患者 DAT-PET 摄取示踪剂减少，而所有 PD 患者 DAT 减少，提示血管性帕金森综合征 DAT-PET 是否改变存在差异。

（2）突触后显像具有一定的局限性，可能适用于早期帕金森综合征的鉴别诊断

突触后显像包括 D_1 受体、D_2 受体和 D_3 受体的功能显像。D_1 受体显像具有一定的局限性：首先，D_1 受体示踪剂摄取与突触间多巴胺浓度无关，即不能反映纹状体多巴胺水平；其次，D_1 受体敏感性较差，正常人和早期 PD 患者纹状体、额眼区 D_1 水平无明显差异，且早期单侧起病的 PD 患者双侧 D_1 受体摄取无

明显差异；最后，目前尚缺少与 D_1 特异性结合的 D_1 结合示踪剂，与 D_1 受体结合示踪剂往往对 5-HT2A 受体具有亲和力。因此，D_1 受体显像临床意义有限。

D_2/D_3 受体显像（如利用 ^{123}I-IBZM）可用于早期帕金森病与非典型帕金森综合征的鉴别。非典型帕金森综合征表现为突触后受体破坏，即 D_2 受体减少，而 D_2 受体在 PD 患者中上调。但是，D_2 受体显像存在一定的缺点；首先，D2 受体结合示踪剂如 ^{123}I-IBZM 或 ^{11}C-Raclopride 等与 D_2 受体特异性结合能力有限；其次，D_2/D_3 受体受药物影响较大，^{11}C-Raclopride PET 研究发现，早期未接受药物治疗的患者突触后膜 D_2 受体上调，3～5年后 PD 患者洗脱期扫描 D_2 受体下降至正常水平或低于正常。此外，250mg 多巴丝肼口服 30min 后 D_2 受体显著下调。但是短期内（3～4个月）多巴丝肼治疗可能不改变突触后 D_2 受体水平。因此，D_2/D_3 受体显像需在洗脱期、疾病早期进行。此外，D_2/D_3 受体显像鉴别诊断准确性为 75%～82%，较 FDG、心肌 MIBG 显像准确率低。但结合患者病史和服药史进行合理的解读，其结果仍有一定的参考价值。

（3）非多巴胺能显像有利于帕金森综合征的鉴别诊断

心肌 MIBG 显像用于鉴别 PD 和非典型帕金森综合征。病理研究显示 PD 有心脏交感神经节后失神经，心神经丛常见路易体和 α- 突触核蛋白免疫组化阳性。在合并直立性低血压的 PD 患

中国医学临床百家

者中心肌 5-TH 免疫组化阳性的神经纤维明显减少，而其他非典型帕金森叠加综合征则没有心脏交感神经节后失神经的表现。Meta 分析提示，心肌 MIBG 显像鉴别 PD 与 MSA 的敏感性约这为 0.90，特异性约为 0.82；鉴别 PD 与 CBD 的敏感性约为 0.94，特异性约为 0.80；鉴别 PD 与 PSP 的敏感性约为 0.91，特异性约为 0.78。MDS 2015 指南推荐心肌 MIBG 显像异常为 PD 支持标准之一。

FDG 显像也具有较高的鉴别诊断价值。其中，帕金森相关 PDRP 采用基于感兴趣区分析，发现 PD 患者丘脑、苍白球、M1 区、小脑、脑桥代谢增强，而运动前区、SMA 区、顶叶代谢下降；PDRP 与病程及疾病严重程度相关，且 STN-DBS 或左旋多巴药物治疗可使 PDRP 正常化。模式化分析同样发现，不同于 PD，MSA 患者基底节及小脑代谢显著下降，PSP 患者基底节、脑干、前额叶皮质代谢显著下降，而 CBD 则表现为不对称的皮质、基底节代谢下降。模式化分析鉴别 PD 与其他帕金森综合征的诊断价值敏感性为 84% ～ 95%，特异性为 94% ～ 97%；鉴别 MSA 与其他帕金森综合征的敏感性为 85% ～ 96%，特异性为 96% ～ 99%；鉴别 PSP 与其他帕金森综合征的敏感性为 88% ～ 91%，特异性为 94% ～ 99%；鉴别 CBD 与其他帕金森综合征的敏感性约为 96%，特异性约为 96%。虽然 FDG-PET 具有较好的鉴别诊断价值，但因 MDS 2015 指南要求至少 3 个中心、

60 个受试者（需包括 30 个帕金森叠加综合征）、0.8 以上特异性才可获得推荐。因此，葡萄糖代谢显像的诊断价值还有待提高至指南推荐的高度。此外，皮质葡萄糖代谢显像异常可能与 PD 认知障碍有关，PDD 与 DLB 的皮质葡萄糖代谢难以区别，均以枕叶葡萄糖代谢减低为特征性改变。

其他非多巴胺能显像异常还可能与 PD 运动并发症及非运动症状（痴呆、抑郁等）有关。胆碱能显像（如 ^{11}C-MP4A、^{11}C-PMP 示踪剂）发现 PDD 患者皮质胆碱能摄取较无痴呆的 PD 患者显著降低。此外，虽然淀粉样变被认为是阿尔茨海默病的病理改变，而非 PDD 征性改变，但仍有 10% ～ 15% 患者可见 PD 患者皮质 Aβ 沉积，且 PD 患者皮质 Aβ 沉积可能是 PDD 的危险因素。但目前这些显像异常尚处于研究阶段，其临床应用价值有待进一步研究。

分子影像进展及其应用总结见表 12。总之，PD 的诊断存在一定困难，机制研究较为复杂。虽然分子影像技术为在体研究 PD 病理生理改变和协助 PD 诊断提供了一定价值，但目前 PD 非运动症状、运动并发症等机制尚不完全清楚。某些分子影像技术已经在临床应用，但许多显像技术尚未向临床转化，有待进一步研究。随着示踪剂的发展，未来 α-synuclein 示踪物质发明可能为 PD 诊断、机制研究、疾病进展等提供新手段。

表 12　PD 分子影像技术进展与应用

显像技术	鉴别诊断应用	其他应用
多巴胺能显像	鉴别退行性与非退行性帕金森综合征；鉴别 PD 相关痴呆（PDD，DLB）与 AD	监测疾病进展；运动前期 PD 的诊断；临床研究患者筛选；运动并发症、非运动症状的机制研究；监测干细胞移植后细胞存活情况等
代谢显像	鉴别 PD 和非典型帕金森综合征（如 MSA，PSP 或 CBD）；鉴别 PD 相关痴呆（PDD，DLB）与 AD	监测疾病进展，包括认知障碍等
5- 羟色胺能		监测疾病进展；可能与震颤、运动波动、异动症有关；可能与抑郁、体重改变、幻觉、疲劳等非运动症状有关；干细胞移植前准备
胆碱能		可能与认知障碍有关
淀粉样物质 Aβ 沉积		可能与认知障碍有关
心肌 MIBG 显像	鉴别 PD 和非典型帕金森综合征（如 MSA，PSP 或 CBD）	

注：PD：帕金森病；DLB：路易体痴呆；AD：阿尔兹海默病；MSA：多系统萎缩；PSP：进行性核上性麻痹；CBD：皮质基底节萎缩。

36. 帕金森病的黑质超声检查

Becker 等最先提出应用经颅多普勒超声（transcranial duplex sonography，TCD）可以检测到 PD 患者黑质部位的强回声。该检查方法是一种透过完整颅骨测量脑组织回声强度的神经影像技术，动物和尸检结果都证实基底节回声的产生与组织中铁含量相关，可见于原发性 PD、MSA 和 PSP 等疾病。

（1）黑质超声检查方法

黑质超声检查时，受检者取仰卧位，将探头紧贴于受检者颅骨一侧颞窗，沿听眶线轴向扫描中脑水平横断面，可见蝶形中脑，脑干中缝核、导水管及周围脑池呈强回声，余表现为相对均质的低回声。以同样方法从对侧重复扫描。

（2）黑质超声诊断标准

根据 Berg 等的评定标准，正常黑质（SN）高回声的面积上限为 $< 0.20cm^2$，SN 高回声面积 $\geqslant 0.20cm^2$ 为病理性，作为黑质超声阳性的标准。也有其他研究以其他界值作为诊断标准，如 $0.21cm^2$、$0.23cm^2$ 等。

（3）黑质超声在 PD 诊断与鉴别诊断中的应用

在 PD 诊断方面，Berg 等研究提出黑质超声诊断灵敏度为 91%；Walter 等研究认为黑质超声诊断 PD 灵敏度为 100%，特异度为 88%；提示应用黑质超声可以协助临床医师诊断 PD。2008 年 Gaenslen A 等研究认为，与最终的临床诊断相比，TCS 诊断 PD 的敏感性为 91%。另外，2014 年 Araceli 等报道了 300 名参与者的黑质超声诊断研究（138 名正常对照，105 名 PD 及 57 名特发性震颤患者），发现 PD 患者黑质强回声面积 [(0.24 ± 0.05) cm^2] 显著大于正常对照 [(0.14 ± 0.05) cm^2] 及特发性震颤患者

$[(0.14\pm0.04)\,cm^2]$，且男性 PD 患者面积更大。该研究以 $0.21cm^2$ 作为诊断标准，其敏感性为 83%，特异性为 90%。

Vlaar 等结合 SPECT 研究证实 TCS 诊断 PD 的敏感性只有 50% 左右，提示黑质超声的敏感性存在争议。对此，本研究团队选取 PET 检查作为"金标准"，通过 DAT-PET 检查验证黑质超声灵敏度、特异度等，研究结果提示 TCS 灵敏度为 68.75%，特异度为 40%。2015 年陈生弟教授团队发表的相关研究也支持我们的结果，同时，他们还提出黑质强回声的程度与 UPDRS Ⅱ部分的评分有正相关性，黑质回声越强可能意味着病情越严重、药物反应越差。Joana 等的横断面研究，比较了 32 例患者的 TCS 结果与 UPDRS Ⅲ评分，并没有发现两者之间有显著相关，这提示黑质强回声可能与 PD 运动症状无相关性。

已有多项研究证实，特发性震颤患者人群发展为 PD 的危险性显著增高。Fabienne 等对 70 例特发性震颤患者进行了 TCS 检查，经过平均 6.16 年随访后发现，对于有黑质强回声的特发性震颤患者，其发展为 PD 的相对危险度为 7.00，敏感性为 77.8%，特异性为 75.6%，进一步证实了黑质强回声对 PD 的诊断意义。

在 PD 鉴别诊断方面，威尔逊病（*ATP7B* 突变导致的一种遗传性疾病）临床表现常与早发性 PD 类似。Jana Maskova 等通过比较威尔逊病、早发性 PD 和健康对照人群的黑质超声结果发现，早发型 PD 患者黑质回声指数（39.8±5.9）显著高于威尔逊病（28.0±4.6，$P < 0.0001$）及健康对照人群（28.8±4.9，$P < 0.0001$）。黑质超声用于鉴别威尔逊病和早发型 PD 的敏感性为 93.8%，特异性为 90.9%，提示可有效鉴别这两种疾病。

另外，一般认为，单凭黑质超声不足以鉴别 PD 与非典型帕金森综合征（帕金森叠加综合征），但有研究证实可通过联合超声标记物进行鉴别。例如，黑质强回声及基底节正常回声对于 PD 的阳性预测值可达 0.91。

DLB 患者也常见黑质强回声，其发生率及范围也与 PD 类似，这提示两种疾病的病因学有一定一致性。但是，考虑到双侧强回声面积时，两种疾病有一定差异。一项研究评估了 DLB 和 PDD 患者的黑质超声结果，发现 69.9% 的 PDD 患者黑质强回声面积不对称指数（较大侧面积除以较小侧面积）≥ 1.15，而 DLB 患者这一比例仅为 20%。这一结果与 DLB 临床表现的对称性也是一致的。

（4）黑质超声技术发展展望

目前，已有多个中心的多项研究评估了黑质超声在 PD 诊断中的价值，但是该方案的临床应用仍较局限。该技术的应用主要受骨窗情况的限制，特别是在观察脑深部的较小组织时。对于穿透效果较差的骨窗，尝试降低超声频率到 1.7 ～ 2.0MHz，可部分改善成像效果。

另外，黑质超声检查仍很大程度上依赖于检查者的经验，为了减少这一问题，目前已有一些自动化检测方法正在评估，如有效轮廓算法、随机森林 3D 黑质超声检测或神经网络的主成分分析等。在一项小型临床研究中，Plate 等通过比较两位经验不同的检测者，评估了 3D 超声技术的应用效果。他们发现，3D 超声技术分类效果明显由于传统的分型方式，与检查者的经验无关（敏感性 91%，特异性 74%）。另一项研究中，Skoloudik 等 DICOM 数据中黑质部分划定 $0.5mm^2$ 的 ROI 区域，以正常对照中该区域灰度值的 90 分位值为界值，用于诊断。该自动化方案与手动方案的诊断效果类似，敏感性为 87%，特异性为 92% ~ 96%。

但是，目前大部分新技术都依赖成像质量，因此也依赖于检测者的技术熟练程度。另外一个可能的发展方向是经颅黑质超声技术与 MRI 或 PET 影像的融合，该技术可实时监测成像位置。但是，这也就失去了 TCS 本身的优势：成本低、速度快。不管是应用 TCS 还是与其他新技术联合应用，在该技术成为临床常规检测之前，我们需要详细的操作规程和完善的培训系统。希望在不久的将来，神经科 TCS 技术能协助临床医师及患者更深入地理解 PD，协助我们更早、更精确地做出诊断。

37. 帕金森病脑多巴胺转运体代谢与黑质超声对照研究

黑质超声简单、无创、价格低，可以协助临床诊断 PD；而 PET 显像应用分子成像的特点，能够通过在体方式对与疾病发生、发展密切相关的生物学标志物进行检测，在 PD 诊断和病情评价方面发挥着日益重要的作用。因此，本研究选取 PET 检查作为"金标准"，拟通过 DAT-PET 检查验证黑质超声灵敏度、特异度等，从而明确黑质超声的临床诊断价值。

（1）研究对象

本研究连续筛选 2012 年 3 月至 2012 年 10 月在天坛医院运动障碍疾病门诊就诊的 PD 患者。入组的受试者需符合以下入组标准：符合英国 PD 协会脑库诊断标准。排除标准：①帕金森叠加综合征患者；②外伤、中毒、药物等继发性帕金森综合征患者；③家族性 PD。所有受试者均由 2 位运动障碍疾病专家对其病情进行评价并决定其是否可以入组。入组患者均签署知情同意书，且该研究经医院伦理委员会批准。

（2）研究方法

1）一般资料与临床特征资料收集：所有受试者均接受一般资料与临床特征资料的问卷，包括：性别、年龄、发病年龄、病程、现病史、既往史、家族史、用药情况等。受试者均由 2 位神经内科医师完成改良 Hoehn-Yahr 临床分级评定、PD 统一评分量表第三部分（UPDRS Ⅲ）评分取均值。

2）TCS 检查：所有入组的受试者均完成黑质超声检查。选用 PHILIPS IU22 超声仪，超声探头为 S5-1，设置穿透深度 15～17cm。所有受检者 TCS 均依照盲法原则由两名超声检查者完成，应用超声机器配套软件处理分析图像，分别标记三次黑质强回声区域，并测量面积，算得平均值。如果双侧颞窗均不能穿透，无法获得黑质区强回声面积者记为失败，不纳入后期统计分析，阳性标准根据 Berg 等的评定标准。

3）^{11}C-CFT PET 显像：受试者完成 ^{11}C-CFT PET 显像检查。受试者在进行脑 PET 成像前需先经过多巴胺能药物"洗脱期"，即需停服抗帕金森药物 12 小时、多巴胺受体激动药 72 小时（若受试者未服药则可直接成像）。本研究采用的示踪剂为 ^{11}C-CFT，由解放军总医院 PET 中心合成，放射化学纯度＞98%。受试者于安静状态下平卧，静脉推注示踪剂（剂量 8mCi）后进行 PET 显像。图像采集方式为三维模式，先进行 CT 采集，然后进行 PET 数据采集。于静脉推注后 40 分钟进行采集，采集时间为 25～35 分钟，采集完毕经计算机重建后得到脑断层图像。PET 显示 ^{11}C-CFT 不对称性摄取减低为 PET 阳性结果。

4）统计学方法：应用 SPSS16.0 软件完成统计学分析。首先完成一般性资料正态性检验，计量资料用平均数 ± 标准差表示。以 PET 作为金标准，计算 TCS 诊断的特异度、敏感度、阳性预测值、阴性预测值，并应用 Kappa 一致性分析检验 TCS 与 PET 结果的一致性。将 $P < 0.05$ 视为差异有统计学意义。

（3）结果

1）一般资料分析：筛选临床拟诊 PD 患者共 57 例，排除黑质超声失败患者后，共 53 例同时完成 TCS 与 DAT-PET，其中男性 35 例，女性 18 例，平均年龄（57±9）岁，病程平均（3±3）年，Hoehn-Yahr 分期平均（1.7±0.7），UPDRS 运动量表评分平均为（23±12）分。

2）黑质超声与 DAT-PET 一致性分析：53 例同时完成了 TCS 与 DAT-PET 的患者中，PET 阳性患者 48 例，占 90.57%，PET 阴性患者 5 例，占 9.43%；PET 阳性患者的 TCS 强回声面积为（0.21±0.14）cm^2，PET 阴性患者的 TCS 强回声面积为（0.16±0.16）cm^2。以 0.20cm^2 为 TCS 阳性标准，TCS 阳性患者 36 例，占 67.92%，TCS 阴性患者 17 例，占 32.08%。TCS 与 PET 结果均为阳性者 33 例，占 62.26%，TCS 与 PET 结果均为阴性的患者 2 例，占 3.77%，TCS 与 PET 结果完全一致者 35 例，占 66.04%。TCS 阳性而 PET 结果阴性者 3 例，占 5.66%，TCS 阴性而 PET 结果阳性者 15 例，占 28.30%。

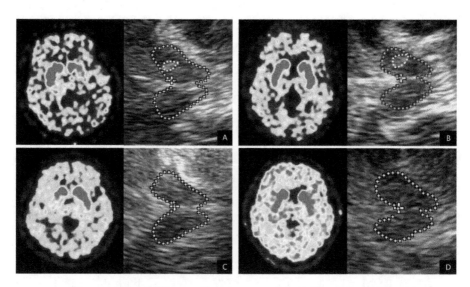

图1 4例典型患者PET（左）与TCS（右）结果（彩图见彩插）

注：A图.PET及TCS均为阳性，PET可见左侧豆状核 ^{11}C-CFT 摄取减低，TCS可见蝶形中脑内黑质强回声；B图.PET阴性而TCS阳性；C图.PET阳性而TCS阴性；D图.PET及TCS均为阴性，PET示双侧豆状核 ^{11}C-CFT 摄取对称正常，TCS蝶形中脑内未见黑质强回声。

以PET结果作为"金标准"，计算得出TCS灵敏度68.75%，特异度40%，阳性预测值91.67%，阴性预测值11.76%。应用Kappa一致性检验分析TCS与PET结果的一致性，Kappa值为0.042，P=0.690（P > 0.05），说明TCS与PET检查结果一致性程度很低。

（4）讨论

在PD患者出现临床症状之前已可能存在较长的无症状期（即亚临床期），随着分子影像技术的发展，近年来PD的诊断更加依靠分子影像学证据。国内目前尚缺乏黑质超声与DAT-PET一致性的研究，本研究旨在分析 DAT-PET 与黑质超声的一致性。

本研究中共 53 例患者同时完成了 TCS 与 DAT-PET，应用 Kappa 一致性检验分析 TCS 与 PET 结果的一致性，得出 Kappa 值为 0.042，$P=0.690$（$P > 0.05$），提示 TCS 与 PET 检查结果一致性并不好。以 PET 结果作为"金标准"，TCS 阳性预测值为 91.67%，说明其阳性预测价值较高，提示 TCS 可以作为初筛工具；若患者 TCS 结果阳性则高度提示 PD，无须行 DAT-PET 检查。而 TCS 阴性预测值仅 11.76%，说明 TCS 结果阴性时，不能排除 PD 可能，需要行 DAT-PET 检查进一步明确诊断。

国外很多研究证实黑质超声对 PD 诊断具有临床价值。2008 年 Gaenslen 等对 60 例具有轻度帕金森综合征症状的患者进行为期 1 年的随访，期间每 3 个月进行 1 次 TCS 检查。随访结束后，对不能明确诊断的患者行 PET 或 SPECT 检查，最终 39 例患者被定为 PD，10 例为非典型帕金森综合征（无中脑强回声），4 例无上述两种情况。在他们的研究中，TCS 灵敏度为 90.7%、特异度为 82.4%、阳性预测值为 92.9%，因此他们认为 TCS 结果阳性是支持 PD 诊断的重要依据。

但也有研究证实 TCS 诊断 PD 的敏感性只有 50% 左右。Vlaar 等随访了 82 例有未分类帕金森症状的患者。对其都做了 TCS 检查。其中 59 例做了突触前 SPECT，32 例做了突触后 SPECT。至随访结束时，51 例患者被诊断为原发 PD，7 例为非典型帕金森综合征，17 例无黑质退行性变，另外 7 例尚无临床诊断。TCS 将原发 PD 与无黑质退行性变患者鉴别开的敏感性和特异性分别为 50% 和 82%，而突触前 SPECT 鉴别的敏感性和特异性分别为 97% 和 100%。异常 TCS 对异常突触前 SPECT 的阳性预测值为 88%。故他们认为 SPECT 比 TCS 的预测价值更大。但是由于异常 TCS 对有黑质退行性变的 PD 的阳性预测值也很高，所以 TCS 可以作为突触前 SPECT 检查前的粗筛工具。

本研究结果提示 TCS 灵敏度为 68.75%，特异度为 40%，阳性预测值为 91.67%，阴性预测值为 11.76%。可见国际上关于黑质超声灵敏度、特异度的研究结论存在争议，这可能与研究中黑质超声阳性的判断标准不同及研究方法的差异有关。

对于黑质超声阳性的判断标准，与 Gaenslen 及 Vlaar 一致，本研究选取了黑质强回声面积 $\geq 0.20\text{cm}^2$ 作为黑质超声阳性的标准，这源于 Berg 等的早期研究。对于不同的判断标准，Lauckaite 等对 71 例 PD、58 例特发性震颤、3 例帕金森叠加综合征、3 例遗传性帕金森综合征、23 例继发性帕金森、33 例轻度认知障碍、13 例痴呆、71 例健康对照分别进行了 TCS 检查，结果表明，TCS 对 PD 诊断有高敏感度（针对不同标准 0.20cm^2 和 0.26cm^2 分别是 94.3% 和 90%），但是标准为 0.20cm^2 时特异度仅有 63.3%，标准为 0.26cm^2 时特异度为 82.4%。Fernandes 等的初步研究中临床诊断 PD 的患者 TCS 强回声面积为 $(0.31 \pm 0.08)\ \text{cm}^2$，健康对照组 TCS 强回声面积为 (0.17 ± 0.02) cm^2。本研究选取分子影像学证据作为诊断"金标准"，较以往依靠临床医师经验诊断更客观，其中 PET 阳性患者 TCS 强回声面积为 (0.21 ± 0.14) cm^2，PET 阴性患者 TCS 强回声面积为 (0.16 ± 0.16) cm^2。

Becker 等将 30 例 PD 患者与 30 名健康对照组比较得出 TCS 灵敏度为 40%、特异度为 100%。而 Ruprecht 等选取了 582 名健康对照及 14 例 PD 患者，得出 TCS 灵敏度为 92%、特异度为 55.1%。然而他们对 TCS 的研究均是基于临床诊断，尚缺乏影像学证据。Vlaar 选取了 SPECT 检查作为辅助诊断的依据，而 Gaenslen 研究中无法明确诊断的患者进行了 PET 或 SPECT 检查，但未能给予所有患者 PET 检查。

PET 和 SPECT，可以在早期及临床前期证实脑内多巴胺转运体功能减低、多巴胺递质合成减少等。多巴胺转运体是一种位于多巴胺能神经元突触前膜上的多巴胺转运蛋白，其功能是将释放至突触间隙的多巴胺通过主动转运再摄取回突触前，以保证突触的正常生理功能。中枢神经系统的突触前神经末稍可以通过针对 DAT 的探针进行显像，例如应用于 SPECT 的 ^{123}I 显像剂及应用于 PET 的 ^{11}C 及 ^{18}F 标记的显像剂。因此，突触前 DAT 可被定量，多巴胺的释放也因此可以被间接评估。超过 90% 临床上诊断为 PD 的患者都有纹状体多巴胺转运体的降低，故 DAT-PET 可以帮助区分是否存在突触前多巴胺能缺失。Madras 等早在 1998 年即证实 DAT-PET 诊断 PD 的灵敏度、特异度分别为 98%、83%，而后 Jennings 等也证实 DAT-PET 诊断 PD 的灵敏度、特异度分别为 92%、100%，与 Madras 的结果均支持 DAT-PET 对于诊断 PD 具有很高的灵敏度及特异度。本研究中 53 例患者均完成了 DAT-PET 检查，以 PET 结果作为"金标准"，评估 TCS 的灵敏度、特异度更加客观。

虽然本研究中 TCS 的灵敏度、特异度低于以往报道，但阳性预测值较高，提示 TCS 具有临床应用价值，可以作为 PD 的初筛工具，此外，联合其他诊断依据，可提高 PD 正确诊断率。Izawa 等研究中，TCS、嗅觉测试诊断 PD 的灵敏度分别为 78.8%、84.8%，特异度为 93.8%、78.1%，而联合这 2 种检查，可明显提高诊断的灵敏度。同时 Uwe Walter 等通过研究 7 例有症状的及 7 例无症状的 *Parkin* 基因突变携带者（PMC），发现黑质强回声存在于 PET 阳性无症状的 PMC，4 例 PET 阴性无症状 PMC 中，2 例存在黑质强回声而无多巴胺摄取减低的趋势，因此他们认为黑质强回声并非因进展性的多巴胺细胞缺失所致，而黑质强回声反映了多巴胺能神经元早期损伤，这一发现提示黑质超声可能发现 PET 仍正常的更早期的 PD。

综上所述，TCS 对于 PET 诊断阳性的 PD 患者有较高的预测价值，在临床诊断 PD 的患者中，TCS 阳性进一步提示 PD 诊断成立，对于经济上存在困难的患者可减免 PET 检查，而 TCS 阴性尚不足以排除 PD 诊断，需进一步进行 PET 检查以明确诊断。

38. α- 突触核蛋白作为帕金森病生物学标志物的研究进展

目前临床医师对 PD 的诊断主要依赖对患者临床症状的判断，误诊率较高，早期诊断及与其他帕金森综合征进行鉴别诊断是一大难点。敏感性及特异性高的生物学标志物可辅助临床医师进行诊断，显著提高诊断水平。同时，生物学标志物可帮助临床医师识别运动前期的 PD 患者，这对今后神经保护药物的研发具有重要的意义。理想的 PD 生物学标志物应具备：检测方便，重复性好，价格低以及可监测病程等特点。

目前被大家广泛研究的 PD 生物学标志物包括：α- 突触核蛋白、DJ-1 蛋白、tau 蛋白、Aβ 蛋白、尿酸和谷胱甘肽。而作为 PD 病理标志物路易小体的主要组成部分，α- 突触核蛋白在 PD 致病过程中扮演着尤为重要的角色。大量研究表明，α- 突触核蛋白可能成为 PD 早期诊断、鉴别诊断及病情监测的潜在生物学标志物。它首先由单体形成一种不稳定的中间产物：小分子 α- 突触核蛋白寡聚体，随后是形式更加稳定的纤维多聚体，最后形成路易小体。在生理条件下 α- 突触核蛋白可以维护突触的功能，并且可以参与调节多巴胺的生物合成。而在多种环境或基因改变等致病因素的诱导下，α- 突触核蛋白发生错误折叠，继而出现路易小体，引起多巴胺神经细胞程序性死亡出现 PD 症状。在纤维蛋白多聚体形成的过程中，α- 突触核蛋白一般存在 3 种形式：单体、寡聚体和多聚体，其中寡聚体形式被证实对神经元具有毒性作用。近年来研究发现，路易小体不仅仅存在于脑内，还在脊髓和周围神经系统中被发现，包括迷走神经、交感神经节、心丛、肠神经系统、唾液腺、肾上腺髓质、皮肤神经和坐骨神经等。这为临床上在 PD 患者外周体液及组织学标本中检测到 α- 突触核蛋白提供了理论基础。近几年学者对 α- 突触核蛋白作为理想生物学标志物的可行性进行了大量的研究，研究内容有体液和组织学标志物两大部分，体液标志物较组织学活检标本更易获取，因此患者具有更好的依从性。组织学标志物包括皮肤和唾液腺活检，体液标志物主要有脑脊液、血液和唾液。

（1）唾液腺活检

早期就有研究发现，PD 患者常伴有口干、唾液分泌减少等非运动症状，这可能是 α- 突触核蛋白病理性损害支配唾液腺自主神经的表现之一。Del Tredici 等对经病理证实的 9 例 PD 患者、2 例 MSA 患者及 19 例健康对照者的下颌下腺体组织分别进行 α- 突触核蛋白染色，发现所有帕金森病患者下颌下腺中均发现了路易小体，而 MSA 患者及健康对照者没有发现。该结果引起了研究者对唾液腺活检作为 PD 生物学标志物的广泛探索。Cersosimo 等对 3 例 PD 患者进行了唇唾液腺活检，发现 2 例 PD 患者活检

标本出现 α- 突触核蛋白免疫阳性反应，并指出 α- 突触核蛋白沉积于支配唾液腺体的自主神经纤维内。我们团队对 13 例 PD 患者以及 13 例年龄匹配的健康志愿者分别行唇腺活检 α- 突触核蛋白检测，发现 9 例 PD 患者标本中 α- 突触核蛋白免疫反应阳性，而在对照组中没有类似发现，并且与受试者脑内 DAT-PET 影像改变具有很好的一致性。以上均提示唾液腺中 α- 突触核蛋白有望成为 PD 的外周病理诊断标志物。据目前统计，PD 患者唾液腺中 α- 突触核蛋白的检出率在 66% ～ 100%，特异度为 100%，但是这些结果都从小样本研究中获得的。

唾液腺体活检对患者创伤性较大，不适合临床推广，这也是限制该检测手段成为理想帕金森生物标志物的一大因素。对此，有研究者试图用针芯穿刺获取患者的下颌下腺标本，该取样方法创伤相对较小，同时亦有较高的阳性率，为临床应用提供了依据。

（2）皮肤活检

PD 患者在临床中常出现皮肤出汗过多或过少，以往多认为是帕金森病药物应用所致的不良反应，包括左旋多巴所致的排汗增多以及抗胆碱药物所致的排汗减少。然而，近年有研究发现，PD 本身的自主神经功能障碍可引起汗液分泌的异常。皮肤活检是临床常用的检测手段，操作方法成熟，创伤性相对较小，易于在临床推广。近来有小样本的研究指出突触核蛋白可能是 PD 的生物学标志物，并且具有高度的特异性和敏感性。Wang 对 20 例 PD 患者均进行了多点（大腿近端及远端，小腿远端）皮肤活检，在所有 PD 患者皮肤中均检测到 α- 突触核蛋白异常聚集。该团队接着对 28 例 PD 患者和 23 例健康受试者进行多点皮肤活检和自主神经功能检测，发现无论患者是否存在自主神经病变，α- 突触核蛋白检测均能获得敏感性和特异性较高的结果，该研究为 II 级证据。而在另一项最近的研究中，发现 PD 者腿部皮肤中并无磷酸化的 α- 突触核蛋白聚集，但在颈部皮肤中存在磷酸化的 α- 突触核蛋白聚集，并且颈部皮肤中磷酸化的 α- 突触核蛋白聚集与腿部皮肤中周围神经病变存在相关性。我们团队对 1 例 PD 患者进行了小腿远端部位皮肤活检，通过免疫荧光双标法检测到该标本毛囊周围、汗腺间神经纤维与 α- 突触核蛋白共存，证实了 PD 患者皮肤中可检测到 α- 突触核蛋白，同时我们认为活检冰冻切片联合免疫荧光双标技术较常规石蜡包埋免疫组织化学方法能获得更高的阳性检出率。

在目前研究中，不同研究中 PD 患者皮肤中 α- 突触核蛋白的检出率差异较大，原因考虑为不同活检部位和取材方法的差异性所致，研究中常见的皮肤活检部位包括四肢、躯干以及后颈部。因此，皮肤中 α- 突触核蛋白聚集可能作为 PD 诊断的生物学标志物，但需要进一步标准化活检部位、取材方法和染色方法等从而提高敏感度。

（3）脑脊液

脑脊液作为直接反应脑组织病理状态的体液，早期对于 PD 体液标志物的研究也是从脑脊液开始的。一些小样本的队列研究表明脑脊液中 α- 突触核蛋白在 PD 患者和对照组中并无差异。但是大部分研究表明脑脊液总 α- 突触核蛋白在 PD 患者中较对照组减低。脑脊液 α- 突触核蛋白在诊断 PD 方面具有 61% ～ 94% 的灵敏度及 25% ～ 64% 的特异度。人们对于脑脊液中不同形式 α- 突触核蛋白的诊断意义进行了探索，发现脑脊液单体 α- 突触核蛋白在 PD 及对照组中并无差异，而在 PD 患者中脑脊液 α- 突触核蛋白寡聚体及磷酸化的 α- 突触核蛋白水平较对照组明显升高。Majbour 等对 121 例早期 PD 患者的脑脊液标本进行纵向研究，发现在 2 年的时间内总量和寡聚体形式的 α- 突触核蛋白水平呈增加趋势，而磷酸化的 α- 突触核蛋白较 2 年前含量减少，其中 α- 突触核蛋白寡聚体形式与总含量的比值和患者运动症状的加重具有相关性，尤其是在以姿势异常和步态障碍的患者群体中，提示脑脊液中的 α- 突触核蛋白可能成为标记 PD 病程的标志物。瑞典的 BIOFINDER 研究显示，在 PD 患者中较高水平的脑脊液 α- 突触核蛋白与随访期间出现的认知功能减退相关，由此推测脑脊液中 α- 突触核蛋白可能成为 PD 患者认知功能损害的预测指标。PD 患者脑脊液中 α- 突触核蛋白阳性率较高，各项研究的一致性较好，但是采集过程中要注意避免血液沾染带来的影响。

（4）血液

相比脑脊液，血液标本更容易获取，创伤更小。在血浆的研究中，一项研究通过 ELISA 法发现 PD 患者血浆中总 α- 突触核蛋白高于对照组，而在另一项通过 western blot 法的研究显示 PD 患者血浆中总 α- 突触核蛋白低于对照组。近期的一个大样本的研究，也是通过 ELISA 法检测血浆中 α- 突触核蛋白，发现 PD 与对照组未见明显差异。血浆中 α- 突触核蛋白对于鉴别 PD 和对照组具有 48% ～ 53% 的灵敏度及 69% ～ 85% 的特异度。

近来有研究发现脑脊液中的 α- 突触核蛋白可以转移到血液中，而存在于血液中的外泌体部分可以特异性的反映脑脊液中的 α- 突触核蛋白水平。国际上章京教授团队率先采用脑源性外泌体捕获分析技术，发现 PD 患者外泌体的 α- 突触核蛋白水平显著高于对照组，并且与疾病严重程度相关，该方法具有良好的前景。

早期就有研究发现，血浆及血清成分中的 α- 突触核蛋白易受红细胞中的蛋白污染。因此，有学者将血液中的红细胞单独提取出来并研究其中的 α- 突触核蛋白与 PD 的相关性。在一项小样本研究中发现 PD 患者及对照组红细胞 α- 突触核蛋白均升高。而另一项大型队列研究中，通过 ELISA 法检测出 PD 患者红细胞 α- 突触核蛋白总量较对照组明显减低。而近期我们的研究发现 PD 患者红细胞 α- 突触核蛋白寡聚体含量较对照组明显增多，并且差异具有统计学意义，但是其含量与疾病的严重程度不相关。

（5）唾液

和自主神经系统的其他部位相似，分泌唾液的腺体中也被发现有 PD 病理标志物路易体的存在。Beach 等证实在早期 PD 患者的下颌下腺中检测出 α- 突触核蛋白病变。也有研究发现 PD 患者的唾液腺功能也受到影响，包括唾液分泌减少以及异常的唾液成分。相比其他体液，唾液标本更易获得并且收集过程无创，具有良好的临床推广性。同时唾液不会像血液出现沾染的情况，是理想的生物学标志物。有研究发现 PD 患者唾液中的细胞成分以及上清液细胞层溶解产物里的 α- 突触核蛋白均较对照组无差异。而更近期的一项小样本研究则发现 PD 患者唾液中 α- 突触核蛋白含量减低，并且其含量与疾病的严重程度具有相关性。Kang 等入组了 201 例 PD 患者和 67 例对照组，研究发现唾液中 α- 突触核蛋白总蛋白在 PD 患者和健康对照组中没有差异，而唾液中 α- 突触核蛋白寡聚体含量 PD 患者明显高于健康对照组。关于唾液中 α- 突触核蛋白的来源，有学者认为是支配唾液腺的神经分泌 α- 突触核蛋白进入唾液中，也有假说认为是脑脊液或者血液中的 α- 突触核蛋白通过某种未知的机制进入唾液中，有待进一步探索。目前唾液对于 PD 患者的诊断价值以及与疾病严重程度的关系尚存在争议，进一步对于唾液中 α- 突触核蛋白的研究需要对唾液的收集和分析方法进行改进。

综上，生物学标志物是近年来 PD 研究的重要方向，目的在于为 PD 及相关疾病提供客观、灵敏的诊断方法同时监测病情的进展，为改善 PD 患者预后提供早期客观依据和实验室资料。α-突触核蛋白是 PD 潜在的生物学标志物，在近年来的研究中取得了较大的进展，有望成为临床诊断的重要工具。其中皮肤和唾液腺等组织学活检具有较好的灵敏度和特异度，但是与病程关联性有待进一步研究。由于采集标本创伤较大，患者依从性是限制其临床推广的一大因素。相比之下，体液标志物检测更易被患者接受，具有更好的前景，同时仍需要进一步大样本的研究证实其实用性。目前尚没有一种生物标志物可以单独诊断 PD，多种生物标志物联合检测可以提高诊断水平，是未来临床诊断的趋势。

参考文献

1.Postuma RB，Berg D，Stern M，et al.MDS clinical diagnostic criteria for Parkinson's disease.Mov Disord，2015，30（12）：1591-1601.

2.Berardelli A，Wenning GK，Antonini A，et al.EFNS/MDS-ES/ENS [corrected] recommendations for the diagnosis of Parkinson's disease.Eur J Neurol，2013，20（1）：16-34.

3.Winge K，Jennum P，Lokkegaard A，et al.Anal sphincter EMG in the diagnosis of parkinsonian syndromes.Acta Neurol Scand，2010，121（3）：198-203.

4.Dalrymple-Alford JC，MacAskill MR，Nakas CT，et al.The MoCA：well-

suited screen for cognitive impairment in Parkinson disease.Neurology, 2010, 75 (19):
1717-1725.

5.Mahlknecht P, Hotter A, Hussl A, et al.Significance of MRI in diagnosis and differential diagnosis of Parkinson's disease.Neurodegener Dis, 2010, 7 (5): 300-318.

6.Tha KK, Terae S, Tsukahara A, et al.Hyperintense putaminal rim at 1.5 T: prevalence in normal subjects and distinguishing features from multiple system atrophy. BMC Neurol, 2012, 12 (1): 39.

7.Massey LA, Jäger HR, Paviour DC, et al.The midbrain to pons ratio: a simple and specific MRI sign of progressive supranuclear palsy.Neurology, 2013, 80 (20): 1856-1861.

8.Schwarz ST, Bajaj N, Gowland PA, et al.MR imaging of the substantia nigra for the diagnosis of Parkinson disease.Radiology, 2014, 273 (2): 627-628.

9.Skidmore FM, Yang M, Baxter L, et al.Reliability analysis of the resting state can sensitively and specifically identify the presence of Parkinson disease.Neuroimage, 2013, 75 (4): 249-261.

10.Wu T, Ma Y, Zheng Z, et al.Parkinson's disease-related spatial covariance pattern identified with resting-state functional MRI.J Cereb Blood Flow Metab, 2015, 35 (11): 1764-1770.

11.Ma H, Chen H, Fang J, et al.Resting-state functional connectivity of dentate nucleus is associated with tremor in Parkinson's disease.J Neurol, 2015, 262 (10):

2247-2256.

12.Liang X, Zou Q, He Y, et al.Coupling of functional connectivity and regional cerebral blood flow reveals a physiological basis for network hubs of the human brain. Proc Natl Acad Sci USA, 2013, 110 (5): 1929-1934.

13.Luo CY, Guo XY, Song W, et al.Functional connectome assessed using graph theory in drug-naive Parkinson's disease.J Neurol, 2015, 262 (6): 1557-1567.

14.Padakanti PK, Zhang X, Jin H, et al.In vitro and in vivo characterization of two C-11-labeled pet tracers for vesicular acetylcholine transporter.Mol Imaging Biol, 2014, 16 (6): 773-780.

15.Postuma RB, Berg D, Stern M, et al.MDS clinical diagnostic criteria for Parkinson's disease.Mov Disord, 2015, 30 (12): 1591-1601.

16.Antonini A, Vitale C, Barone P, et al.The relationship between cerebral vascular disease and parkinsonism: The VADO study.Parkinsonism Relat Disord, 2012, 18 (6): 775-780.

17.Benítez-Rivero S, Marín-Oyaga VA, García-Solís D, et al.Clinical features and 123I-FP-CIT SPECT imaging in vascular parkinsonism and Parkinson's disease.J Neurol Neurosurg Psychiatry, 2013, 84 (2): 122-129.

18.Hellwig S, Amtage F, Kreft A, et al.[18]F FDG-PET is superior to ^{123}I IBZM-SPECT for the differential diagnosis of parkinsonism.Neurology, 2012, 79 (13): 1314-1322.

19.Orimo S, Suzuki M, Inaba A, et al.[123]I-MIBG myocardial scintigraphy for differentiating Parkinson's disease from other neurodegenerative parkinsonism：a systematic review and Meta-analysis.Parkinsonism Relat Disord，2012，18（5）：494-500.

20.Teune LK，Renken RJ，Mudali D，et al.Validation of parkinsonian disease-related Metabolic brain patterns.Mov Disord，2013，28（4）：547-551.

21.Gomperts SN，Locascio JJ，Rentz D，et al.Amyloid is linked to cognitive decline in patients with Parkinson disease without dementia.Neurology，2013，80（1）：85-91.

22.Becker G，Seufert J，Bogdahn U，et al.Degeneration of substantia nigra in chronic Parkinson's disease visualized by transcranial color-coded real-time sonography. Neurology，1995，45（1）：182-184.

23.Alonso-Cánovas A，López-Sendón JL，Buisán J，et al.Sonography for diagnosis of Parkinson disease-from theory to practice：a study on 300 participants.J Ultrasound Med，2014，33（12）：2069-2074.

24.Toomsoo T，pelt-Scarfone I，Kerner R，et al.Substantia nigra hyperechogenicity：validation of transcranial sonography for parkinson disease diagnosis in a large estonian cohort.J Ultrasound Med，2016，35（1）：17-23.

25.Li DH，Zhang LY，Hu YY，et al.Transcranial sonography of the substantia nigra and its correlation with DAT-SPECT in the diagnosis of Parkinson's disease. Parkinsonism Relat Disord，2015，21（8）：923-928.

26.Zhou HY，Sun Q，Tan YY，et al.Substantia nigra echogenicity correlated with clinical features of Parkinson's disease.Parkinsonism Relat Disord，2016，24：28-33.

27.Jesus-Ribeiro J，Sargento-Freitas J，Sousa M，et al.Substantia nigra hyperechogenicity does not correlate with motor features in Parkinson's disease.J Neurol Sci，2016，364：9-11.

28.Sprenger FS，Wurster I，Seppi K，et al.Substantia nigra hyperechogenicity and Parkinson's disease risk in patients with essential tremor.Mov Disord，2016，31（4）：579-583.

29.Mašková J，Školoudík D，Burgetová A，et al.Comparison of transcranial sonography-magnetic resonance fusion imaging in Wilson's and early-onset Parkinson's diseases.Parkinsonism Relat Disord，2016，28：87-93.

30.Pilotto A，Yilmaz R，Berg D.Developments in the role of transcranial sonography for the differential diagnosis of parkinsonism.Curr Neurol Neurosci Rep，2015，15（7）：43.

31.Plate A，Ahmadi SA，Pauly O，et al.Three-dimensional sonographic examination of the midbrain for computer-aided diagnosis of movement disorders. Ultrasound Med Biol，2012，38（12）：2041-2050.

32.Skoloudík D，Jelínková M，Blahuta J，et al.Transcranial sonography of the substantia nigra：digital image analysis.AJNR Am J Neuroradiol，2014，35（12）：2273-2278.

33.Laučkaitė K，Rastenytė D，Šurkienė D，et al.Specificity of transcranial sonography in parkinson spectrum disorders in comparison to degenerative cognitive

中国医学临床百家

syndromes.BMC Neurol，2012，12：12.

34.Izawa MO，Miwa H，Kajimoto Y，et al.Combination of transcranial sonography，olfactory testing，and MIBG myocardial scintigraphy as a diagnostic indicator for Parkinson's disease.Eur J Neurol，2012，19（3）：411-416.

35.Wang J，Hoekstra JG，Zuo C，et al.Biomarkers of Parkinson's disease：current status and future perspectives.Drug Discov Today，2013，18（3-4）：155-162.

36.Berg D，Postuma RB，Bloem B，et al.Time to redefine PD? Introductory statement of the MDS Task Force on the definition of Parkinson's disease.Mov Disord，2014，29（4）：454-462.

37.Cremades N，Cohen SI，Deas E，et al.Direct observation of the interconversion of normal and toxic forms of α-synuclein.Cell，2012，149（5）：1048-1059.

38.Wang N，Gibbons CH，Lafo J，et al.α-Synuclein in cutaneous autonomic nerves.Neurology，2013，81（18）：1604-1610.

39.Gibbons CH，Garcia J，Wang N，et al.The diagnostic discrimination of cutaneous α-synuclein deposition in Parkinson disease.Neurology，2016，87（5）：505-512.

40.Donadio V，Incensi A，Leta V，et al.Skin nerve α-synuclein deposits：a biomarker for idiopathic Parkinson disease.Neurology，2014，82（15）：1362-1369.

41.李鑫，冯涛，于顺，等.皮肤α-突触核蛋白作为诊断帕金森病生物学标志物的研究.中华神经科杂志，2015，48（2）：123-126.

42.Parnetti L，Chiasserini D，Persichetti E，et al.Cerebrospinal fluid lysosomal

中国医学临床百家

enzymes and alpha-synuclein in Parkinson's disease.Mov Disord，2014，29（8）：1019-1027.

43.Atik A，Stewart T，Zhang J.α-Synuclein as a Biomarker for Parkinson's Disease.Brain Pathol，2016，26（3）：410-418.

44.Wang Y，Shi M，Chung KA，et al.Phosphorylated α-synuclein in Parkinson's disease.Sci Transl Med，2012，4（121）：121ra20.

45.Stewart T，Sossi V，Aasly JO，et al.Phosphorylated α-synuclein in Parkinson's disease：correlation depends on disease severity.Acta Neuropathol Commun，2015，3（1）：7.

46.Majbour NK，Vaikath NN，Eusebi P，et al.Longitudinal changes in CSF alpha-synuclein species reflect Parkinson's disease progression.Mov Disord，2016，31（10）：1535-1542.

47.Hall S，Surova Y，Öhrfelt A，et al.CSF biomarkers and clinical progression of Parkinson disease.Neurology，2015，84（1）：57-63.

48.Smith LM，Schiess MC，Coffey MP，et al.α-Synuclein and anti-α-synuclein antibodies in Parkinson's disease，atypical Parkinson syndromes，REM sleep behavior disorder，and healthy controls.PLoS One，2012，7（12）：52285.

49.Besong-Agbo D，Wolf E，Jessen F，et al.Naturally occurring α-synuclein autoantibody levels are lower in patients with Parkinson disease.Neurology，2013，80（2）：169-175.

50.Shi M，Liu C，Cook TJ，et al.Plasma exosomal α-synuclein is likely CNSderived and increased in Parkinson's disease.Acta Neuropathol，2014，128（5）：639-650.

51.Abd-Elhadi S，onig A，Simhi-Haham D，et al.Total and proteinase k-resistant α-synuclein levels in erythrocytes，determined by their ability to bind phospholipids，associate with parkinson's disease.Sci Rep，2015，5：11120.

52.Wang X，Yu S，Li F，et al.Detection of α-synuclein oligomers in red blood cells as a potential biomarker of Parkinson's disease.Neurosci Lett，2015，599：115-119.

53.Al-Nimer MS，Mshatat SF，Abdulla HI.Saliva α-synuclein and a high extinction coefficient protein：a novel approach in assessment biomarkers of Parkinson's disease.N Am J Med Sci，2014，6（12）：633-637.

54.Kang W，Chen W，Yang Q，et al.Salivary total α-synuclein，oligomeric α-synuclein and SNCA variants in Parkinson's disease patients.Sci Rep，2016，6：28143.

（柳　竹　李芳菲　陈慧敏　刘亘梁　李　鑫　整理）

基于聚类分析的帕金森病分型

　　PD是一种临床异质性很强的疾病，患者可以是多种运动症状和非运动症状的组合。不同亚型存在不同的症状、发病机制、影像特征及预后，对PD进行分析有助于深入了解疾病特点，给予个体化治疗。明确各种亚型的临床特点、机制有助于我们对患者开展个体化治疗，是未来临床工作和科学研究的方向。根据临床数据特征运用统计学手段对PD进行分型，其中最为常用的是聚类分析（CA）。聚类分析是一种数学统计方法，可将一组数据根据其自身特点分为数个亚组，使得数据组内差异最小，组间差异最大。聚类分析不依赖于临床经验，而又基于临床资料的客观分类方法，目前广泛用于各个领域。同时应注意的是，聚类分析结果受多个因素影响，包括变量选择，亚组个数，具体过程等。

　　目前有10余项关于PD聚类分析相关研究。在临床资料收集方面，运动评价多用UPDRS、Hoehn-Yahr分级等；非运动症状评价包括情绪方面（汉密尔顿焦虑、抑郁量表），智能（MMSE

量表）、睡眠等。不同研究临床资料收集存在差异。多数聚类研究结果显示 PD 分类特点集中在起病年龄和进展速度 2 个方面。通过聚类分析，研究得到多个 PD 亚型，包括早发型、快速进展型、震颤为主型、单纯运动型和非运动为主型等，其中晚发伴有快速进展组和早发伴有缓慢进展组是最为常见的类型。前者占总人数的 6% ～ 64%，起病年龄 61 ～ 72.9 岁，运动症状重，躯干受累明显，伴有多个非运动症状；后者占总人数的 29% ～ 61%，起病年龄 50 ～ 59.1 岁，运动及非运动症状轻，进展速度慢。此外，非震颤为主型也较为常见，该型通常伴有明显的姿势步态异常，智能减退，自主神经障碍和睡眠障碍。由于方法学及纳入患者差异，不同研究得出的分型有所差异。

我们团队运用 863 国家 PD 数据库资料进行聚类分析，共纳入 1510 例 PD 患者，得到 4 种亚型，分别为：①非震颤为主型，该类占 31.1%，平均起病年龄 57.4 岁。此组患者运动评分最高，中度非运动症状受累，病程是 4 种亚型中最长的，同时运动迟缓、肌强直、姿势步态异常及运动并发症最重。②晚发伴快速进展型（RDP-LO），该类占比例最小，仅为 4.4%，平均起病年龄最晚，为 63.9 岁。RDP-LO 进展较快，伴有轻微认知功能减退和抑郁。③良性纯运动型（BPM），该型占所有患者的 51.5%，平均起病年龄 57.3 岁。BPM 患者存在轻度运动症状，震颤分数较低，无非运动症状。④震颤为主伴缓慢进展型（TD-SP），该型占 13%，平均起病年龄 57 岁。TD-SP 患者临床上主要以震颤为主，进展速度慢，伴有轻微便秘，无智能损害、抑郁、睡眠障碍。

参考文献

1.Zetusky WJ, Jankovic J, Pirozzolo FJ.The heterogeneity of Parkinson's disease：clinical and prognostic implications.Neurology, 1985, 35 (4)：522-526.

2.Graham JM, Sagar HJ.A data-driven approach to the study of heterogeneity in idiopathic Parkinson's disease：identification of three distinct subtypes.Mov Disord, 1999, 14 (1)：10-20.

3.Schrag A, Quinn NP, Ben-Shlomo Y.Heterogeneity of Parkinson's disease.J Neurol Neurosurg Psychiatry, 2006, 77 (2)：275-276.

4.Reijnders JS, hrt U, Lousberg R, et al.The association between motor subtypes and psychopathology in Parkinson's disease.Parkinsonism Relat Disord, 2009, 15 (5)：379-382.

5.Lewis SJ, Foltynie T, Blackwell AD, et al.Heterogeneity of Parkinson's disease in the early clinical stages using a data driven approach.J Neurol Neurosurg Psychiatry, 2005, 76 (3)：343-348.

6.Jankovic J, McDermott M, Carter J, et al.Variable expression of Parkinson's disease：a base-line analysis of the DATATOP cohort. The Parkinson Study Group. Neurology, 1990, 40 (10)：1529-1534.

（马凌燕　整理）

帕金森病药物治疗进展

39. 左旋多巴仍是治疗帕金森病最有效的药物

虽然左旋多巴仍是治疗帕金森病最有效的药物。但是，疾病的进展以及药物不良反应导致在大多数患者的疗效逐渐减退。为提高左旋多巴的最大利用率，研发了更有效的口服剂型，并且尝试不同的给药途径（肠灌注、经皮或吸入左旋多巴）。在发展中国家或在美国最近发布的产品包括左旋多巴肠灌注、胃滞留缓释制剂，可通过吸入或皮下输注。IPX066 是一种新型的左旋多巴 - 卡比多巴口服制剂结合产物，有立即释放（IR）和缓释（ER）2 种类型，最近已在美国和欧盟批准使用。左旋多巴 - 卡比多巴肠凝胶（LCIG）是将悬浮左旋多巴和卡比多巴直接注入空肠，其近端经皮内镜下胃（peg-j）植入一个便携式输液泵筒。nd0612 是一个 LD/CD 专有的液体制剂，通过一个小贴片泵装置在皮下给药；CVT-301 是一种起效快的左旋多巴吸入粉末。这两种药物制剂目前都在积极研究。

40. 多巴胺受体激动剂可作为早期帕金森病治疗的单独用药

多巴胺受体激动剂最初是左旋多巴改善运动波动的辅助用药，现在已可作为早期帕金森病治疗的单独用药，主要以模拟或直接刺激纹状体的突触后或突触前的多巴胺受体达到治疗 PD 的目的。

（1）多巴胺受体激动药的优点

①可以避开变性的多巴胺能神经元，直接刺激多巴胺受体。②多数不依赖内源性多巴胺及其合成酶的存在，可延长左旋多巴的有效性。③在纹状体内其半衰期比左旋多巴，早期应用多巴胺受体激动剂可以延缓或减少由长期左旋多巴治疗带来的运动并发症的发生，可能是由于减少了对突触后多巴胺受体脉冲式刺激所带来的效果。④不产生游离基团或潜在的毒性代谢产物，不损伤多巴胺能神经元。⑤在肠道吸收和经过血 - 脑屏障的过程中，不存在与蛋白质或氨基酸发生传输竞争；并可以非胃肠道给药。⑥可能具有神经元保护作用。

（2）多巴胺受体激动剂的缺点

①对症状的控制不如左旋多巴类药物疗效显著。②药物不良反应较多，40% ～ 60% 患者出现程度不同的不良反应（表 13）。

③连续大量应用可产生受体脱敏，导致受体下调，故单独应用受体激动剂 3～5 年后也会出现疗效减退。④约 10% 的 PD 患者应用小剂量多巴胺受体激动药后，其 PD 症状可能暂时加重。一般认为是激动药刺激突触前自身受体使突触前末梢多巴胺的释放减少所致。坚持继续应用并加大剂量后，则直接刺激突触后 D_1、D_2 及 D_3 受体，会使病情改善。

表 13   多巴胺受体激动剂的主要不良反应与禁忌证

常见不良反应	罕见不良反应	禁忌证
直立性低血压，恶心，呕吐，精神异常，运动障碍	血管痉挛，胃出血，红斑性肢痛，睡眠障碍，肺胸膜或后腹膜纤维化	新近发生的心肌梗死、胃或十二指肠溃疡

（3）常用的多巴胺受体激动药

1）非麦角类多巴胺受体激动药

①普拉克索（标准片和控释片）： 盐酸普拉克索，pramipexole，同义名米拉帕（mirapex）。其化学名为 2- 氨基 -4，5，6，7- 四氢 -6- 丙基氨苯噻唑二盐酸盐。普拉克索对 D_2 受体家族有其充分的自然活性，呈现高度选择性，对多巴胺受体有更强的激动作用；对肾上腺素或 5- 羟色胺能受体的作用很小。对 D_3 较对 D_2、D_4 受体更具亲和能力；其受体亲和力排序依次为 $D_3 > D_2 > D_4$；对 D_3 的亲和力是对 D_2 的 7 倍。经临床研究证实，普拉克索不但治疗 PD 具有较好的疗效，而由于其对 D_3 的活性

作用，对控制 PD 的精神并发症可能有益，可能为一种潜在的抗抑郁药物，单用或与经典抗抑郁药合用，对伴有抑郁的 PD 患者可能更为有益。

普拉克索有两种剂型：常释剂（标准片）和缓释剂。常释剂的用法：初始计量 0.125mg，每日 3 次（个别易产生不良反应患者则为 1 ～ 2 次），每周增加 0.125mg，每日 3 次，一般有效剂量 0.5 ～ 0.75mg，每日 3 次，最大不超过 4.5mg/d。普拉克索常释剂口服后能快速完全地吸收，最大血浆浓度在服药后 1 ～ 3 小时出现，半衰期 8 ～ 12 小时。与食物一起服用不会降低本品吸收程度，但会降低其吸收速率。其分布容积很大（400L），蛋白结合率低（＜ 20%），绝对生物利用度达 90%。约 80% 的给药剂量以原形经肾排出。男性清除率高于女性（约 30%），且随年龄增高而半衰期延长（40%）、清除率下降（30%）。因以原形由尿中排出，故肾功能不良者慎用，对肝功能影响不大。本品的总清除率约为 500ml/min，肾清除率约为 400ml/min。因此，推荐初始量以缓慢静脉滴注给药。西咪替丁可减少其肾的清除率。临床研究表明，盐酸司来吉兰、丙磺舒或多潘拉酮与普拉克索无相互作用。

普拉克索缓释剂的用法：每日的剂量与常释剂相同，但为每日 1 次服用。服用后大约 6 小时血浆浓度可达到最高值，伴随进食通常不会影响本品的生物利用度，摄入高脂肪餐会诱导峰浓度增加 20%，以及延时 2 小时到达峰浓度，但此变化不具有临床相关性。其余与常释剂基本相同。多篇国内外研究结果表明，普拉克索常释剂和缓释剂的治疗效果、安全性、患者耐受度没有统计学差异，常释剂患者可直接转换为缓释剂治疗，目前研究表明没有安全风险。

关于治疗中止：突然中止多巴胺能治疗会导致神经阻滞药恶性综合征发生。因此，应该以每天减少 0.75mg 的速度逐渐停止应用本品，直到日剂量降至 0.75mg，此后，应每天减少 0.375mg。

常见的不良反应：不良反应与复方左旋多巴相似，但症状波动和异动症发生率低，直立性低血压和精神症状发生率较高。

②罗匹尼罗：同义名 ropinirole，requip。早期 PD 患者单独应用本品可明显减轻症状，并可推迟使用左旋多巴的时间，可与左旋多巴制剂合用，并可减少左旋多巴用量，尚可减轻或推迟由左旋多巴引起的运动障碍。

与普拉索克类似，罗匹尼罗也分为标准片和缓释片。标准片的用法：初始剂量 0.25mg，每日 3 次，每周增加 0.75mg 至每日 3mg，一般有效剂量为每日 3 ～ 9mg，分 3 次服用，每日最大剂量为 24mg。盐酸罗匹尼罗标准片片剂有：0.25mg、0.5mg、1mg、2mg、3mg、4mg 和 5mg。罗匹尼罗标准片服药后 1 ～ 2 小时达到最大血药浓度，使用 2 天后达到稳态血药浓度，生物利用度约55%，罗匹尼罗的半衰期约6小时，主要通过氧化代谢，代谢产物主要从尿中排泄。如果罗匹尼罗是作为左旋多巴的辅助治疗，左旋多巴制剂总量可以减少20%。如果从其他多巴胺受体激动剂换用罗匹尼罗，应在罗匹尼罗开始治疗之前停用原有多巴胺受体激动药。如果换用其他多巴胺受体激动药，应在不少于1周的时间内逐渐减量至停用罗匹尼罗。

罗匹尼罗缓释片被设计为一个3层的片剂，中间层包括罗匹尼罗，2个外层包含的是安慰剂以帮助控制药物释放的可达区域的表面积。用药初始剂量为每日2mg，每1～2周增加2mg，直至达到有效治疗剂量，每日最大剂量为24mg。罗匹尼罗缓释片片剂有：2mg、4mg、8mg和12mg。与标准片相比，生物利用度可达到100%，稳态血药浓度及最小血药浓度均高于标准片。在使用4天左右基本达到稳定浓度。当患者从标准片转换为缓释片时，注意每日标准片的总剂量非常重要。转换参考表14。

表14 罗匹尼罗标准片与缓释片转化剂量表

罗匹尼罗标准片日剂量（mg）	罗匹尼罗缓释片日剂量（mg）
0.75～2.25	2
3～4.5	4
6	6
7.5～9	8
12	12
15～18	16

续表

罗匹尼罗标准片日剂量（mg）	罗匹尼罗缓释片日剂量（mg）
21	20
24	24

罗匹尼罗缓释片对于治疗早期及进展期的 PD 患者均是一个安全的、很好的选择。该药物适用范围广，包括一些需要起初单药治疗的患者、左旋多巴控制症状不佳的患者以及使用多巴胺受体激动药出现症状波动的患者，均可以选择罗匹尼罗缓释片。罗匹尼罗标准片可以治疗不宁腿综合征，未来控释片用来治疗不宁腿也是有很大可能的。

目前发现罗匹尼罗的不良反应包括恶心、头晕、幻视、嗜睡、腹部疼痛或不适、直立性低血压等多种，但总之，罗匹尼罗的安全性类似于其他多巴胺受体激动药。

③ 吡贝地尔：同义名 piribedil，Trastal SR，泰舒达，ET-495。为非麦角类合成的多巴胺受体激动药，对 D_2、D_3 受体有激动作用。在黑质纹状体直接刺激突触后 D_2 受体，并刺激中脑、皮质和边缘系统和伏隔核的 D_3 受体。

缓释片每片 50mg。原则上初始剂量为 25mg/d，每周增加 25mg，直至适宜剂量。单一用药用量：150mg ～ 250mg，即每天 3 ～ 5 片，分 3 ～ 5 次服用；作为多巴胺治疗的补充：每日 1 ～ 3 片（每 250mg 左旋多巴大约需 50mg 吡贝地尔）。胃肠吸收快，口服后 1 小时达血浆峰值浓度，血药浓度下降呈双相，半衰期为 1.7 小时和 6.9 小时。主要代谢产物为单羟基和双羟基衍生物，其代谢产物的 68% 由尿排泄，25% 由胆汁排泄。吡贝地尔口服后 24 小时约 50% 被清除，48 小时全部被清除。其缓释药可减轻血药浓度波动。据研究报道该药可作用于血管，提高周围血管灌流率；作用于新皮质、新边缘叶、漏斗结节以及黑质纹状体环路的多巴胺能受体，能诱发觉醒脑电图，改善情绪和 PD 症状，尤其对震颤的改善显著。对本药过敏、循环性虚脱、急性心肌梗死者禁用。虽未观察到致畸作用，但不宜用于孕妇。

④阿朴吗啡：apomorphine，为发现最早的多巴胺受体激动药之一。其结构与多巴胺有类似之处，故亦能摹拟的作用治疗 PD。皮下注射阿朴吗啡与口服左旋多巴制剂合用，可加强左旋多巴的疗效，并减少左旋多巴引起的不良反应，但用本品必须皮下注射。阿朴吗啡是治疗 PD 的广谱多巴胺受体激动药，对 D_1、D_2 及 D_3 受体具有强烈的激动作用。皮下一次性注射或用简易泵做皮下连续滴注均可改善 PD 的运动不能、肌强直及静止性震颤。皮下注射后 10 分钟即可起效，一次性疗效可持续 20 ～ 60 分钟（90 ～ 120 分钟），持续时间与剂量有关。本品最适用于：①解除严重的"关期"，以使患者迅速转为"开期"；②运动不能性危象（akinetic crisis）；③手术前后的治疗。常见的不良反应包括恶心、呕吐、打哈欠张大口或直立性低血压。为了减轻上

述不良反应，在应用本品前 1～3 天，先口服外周 D_2 受体拮抗药多潘力酮 10～30mg，3 次 / 日。以后两药合用，可以减轻或消除外周不良反应。

⑤罗替戈汀：rotigotine，是一个全新的非麦角类 D2R 激动药，为一种硅树胶贴剂（透皮贴片）。药代动力学研究表明，Rotigotine 贴膜可持续稳定地释放药物并通过皮肤吸收进入血液循环，从而保持体内 24 小时稳定的血药浓度，可对纹状体多巴胺受体产生持续稳定性刺激，可有效地避免运动波动和异动症的发生。初始剂量 2mg，每日 1 次，每周增加 2mg，一般有效剂量早期患者为每日 6～8mg，中晚期患者为 8～16mg。罗替戈汀可显著改善 PD 的运动症状和日常生活能力，不良反应较轻，耐受性好。可能出现的不良反应包括应用局部反应、恶心和嗜睡等。对罗替戈汀和普拉克索的多项随机双盲研究表明，罗替戈汀不仅是早期帕金森病治疗上有效而安全的选择，在对绝对"关期"时间长度的改善上，罗替戈汀的效果不差于普拉克索。连续使用罗替戈汀贴片进行 6 个月以上的治疗对帕金森病的波动可产生与口服普拉克索相似的治疗效果。

2）麦角类多巴胺受体激动药

①溴麦角环肽同义名溴隐亭，溴麦角隐亭，bromocriptine，parlodel，CB154。系多肽类麦角生物碱，是临床应用最早（1974年）多巴胺受体激动药之一。口服后可被完全吸收，主要在肝代

谢。主要为 D_2 受体激动药，兼有轻微拮抗 D_1 受体的作用。小剂量时激动突触前膜自身受体 D_2，而使多巴胺的释放减少，因而可治疗舞蹈样多动。它可激动垂体的多巴胺受体，而使垂体催乳激素、生长激素释放减少，可用于垂体微腺瘤。本药必需有一定量的内源性多巴胺存在对 PD 才能起作用。

用量为 0.625mg，每日 1 次，每隔 5 天增加 0.625mg，有效剂量 3.75 ～ 15mg/d，分 3 次口服。口服后 60 分钟显效，2 ～ 3 小时达高峰，血浆蛋白结合率为 90% ～ 96%，90% 由胆汁排出，半衰期约 48 小时。对运动的疗效可持续 2 ～ 6 小时。独用治疗 PD 效果不佳，与左旋多巴制剂合用可减轻运动波动、"开 - 关"现象。与左旋多巴制剂并用剂量为 5mg ～ 30mg/d。国人剂量宜偏低，个体差异很大。

特别需要注意不良反应，初期常有胃肠道不良反应，恶心、呕吐、头痛、头晕、乏力、肢体浮肿，可以出现低血压、运动障碍和精神障碍，大量长期应用（＞ 140mg/ 日，＞ 10 年）可引起胸膜 - 肺、腹膜后纤维化。它可能具有半抗原作用而引起免疫反应。不良反应的发生率约 68%，约有 3% ～ 5% 需要停药。对麦角生物碱过敏者，心脏病、周围血管性疾病和妊娠期妇女禁用。为减轻其不良反应，在服溴隐亭前半小时可先加服外周 D_2 受体拮抗药多潘力酮 10mg，3 次 / 日。新型溴隐亭控释剂使其用量及用药次数减少，故不良反应也减轻。

② α- 二氢麦角隐亭：同义名克瑞帕，Cripar，α-dihydroergokryptine mesylate，ALMIRID，DHEC。对 D_1、D_2 具有亲合作用，主要对 D_2 受体起激动作用，部分激动 D_1 受体。α- 二氢麦角隐亭片剂含 5mg、20mg（可分 4 份）2 种。由小量（2.5mg/d）渐加至满意的剂量。一般用量为 30 ～ 50mg/d，分 3 次口服。经肠道给药吸收快，半衰期 12 小时。

41. MAO-B 抑制药

（1）作用机制

MAO 是存在于线粒体内的一类参与生物转化的氧化酶类，是一种含硫氨基的黄素蛋白，分子量约 10KD。该酶位于线粒体外膜，可催化胺类氧化脱氨基生成相应的醛，在胞液中醛脱氢酶催化下后者进一步氧化成酸。根据 MAO 对底物选择性结合的特异性以及在不同细胞、核团分布的不同，人们将 MAO 分为 A 型和 B 型。A 型 MAO 通常存在于神经元内，而 B 型 MAO 则分布在神经胶质细胞内。在人类纹状体神经元内以 B 型 MAO 为主，B 型 MAO 在松果体、脑室内膜、脚间核和下丘脑的核团内也很丰富。如给予高酪胺饮食，B 型 MAO 抑制药不会像 A 型 MAO 抑制药那样出现"奶酪反应"，但高剂量的 B 型 MAO 抑制药将产生 A 型 MAO 抑制作用，可能引起严重的高血压（即"奶酪反应"），建议患者不要服用超过 FDA 批准的用药剂量。研究发现

B 型 MAO 含量随年龄逐渐增加，而 A 型 MAO 无显著变化，这可能与年龄增长伴随神经胶质细胞的增加有关。另有研究发现在脑损伤过程中 B 型 MAO 活性增高，在帕金森病患者中尤为明显。

目前认为，MAO-B 抑制药主要通过以下机制起到治疗 PD 的作用：①减少内源性或外源性多巴胺降解，维持突触末梢内多巴胺浓度；②促进氧化酶活化、减缓氧化，保护多巴胺能神经元；③通过抑制多巴胺负反馈，多巴胺合成增加，增加脑内多巴胺传递；④阻止突触前神经元对羟基多巴胺等毒素的代谢；⑤抗神经细胞凋亡；⑥轻度抗抑郁作用。有证据显示，MAO-B 抑制药可作为 PD 初始治疗选择，尤其使用于帕金森症状较轻者。该药物症状改善作用较左旋左巴温和。司来吉兰和雷沙吉兰为目前常用的 B 型 MAO 抑制药。

1）司来吉兰：司来吉兰是最早发现的不可逆的 B 型 MAO 抑制药，可单独使用，具有中度的症状改善作用。该药物与复方左旋多巴制剂联用时，可延迟运动并发症的出现，减少左旋多巴用量。对于 PD 晚期患者，尤其是服用左旋多巴后出现症状波动等并发症的患者，司来吉兰治疗后上述症状能得到一定程度改善，并可延长左旋多巴有效作用时间。与安慰剂或加用左旋多巴作为初始治疗的患者相比，采用司来吉兰作为初始治疗的患者 UPDRS 评分改善更佳，运动并发症更少。DATATOP 研究认为司来吉兰能显著降低冻结步态的风险，BLIND-DATE 研究学者认为司来吉兰对步态的改善与多巴胺能的症状改善不同，更倾向于神经保护机制。Miyoshi 等提出司来吉兰可以适当改善 PD 相关抑郁症状。

司来吉兰的不良反应包括厌食、恶心、口干和直立性低血压，临床中发现应用司来吉兰的患者幻觉发生率较高，对于病程长、Hoehn-Yahr 分级高的患者，出现幻觉的风险较大，加用司来吉兰时需谨慎，并可适当调整左旋多巴与多巴胺受体激动药的用量，避免不良反应出现。失眠也是司来吉兰常见不良反应，但该药的兴奋特性有时可用来缓解帕金森患者日间疲劳症状。

2）雷沙吉兰：雷沙吉兰是第二代选择性不可逆的 MAO-B 抑制药，与司来吉兰具有相似的化学结构，都是丙炔胺复合物。但雷沙吉兰的抑制作用更强，对 MAO-B 选择性更高。TEMPO 研究和 ADAGIO 研究证实早期启用雷沙吉兰治疗的患者其 UPDRS 评分较安慰剂治疗或者 6～9 个月后启用雷沙吉兰治疗的患者具有更好的临床结局，即使在 6.5 年以后，患者同样获益。雷沙吉兰是否对冻结步态具有改善作用尚不明确。PSG6 进行了一项为期 26 周的多中心随机双盲安慰剂对照研究，针对 472 例正接受左旋多巴治疗但仍有运动波动的晚期 PD 患者，验证雷沙吉兰治疗 PD "关期"的有效性和安全性，研究发现：雷沙吉兰 0.5mg/d 和 1mg/d 与减少患者"关期"时间相关，"关期"减少的时间较基线分别降低 23% 和 29%，显著优于安慰剂组，证明雷沙吉兰对于晚期伴有运动波动的帕金森患者有效。

幻觉和直立性低血压是司来吉兰常见的不良反应，但临床前和初步的临床研究提示雷沙吉兰较少出现以上血管反应性不良反应。目前临床研究提示与雷沙吉兰相关的头晕、直立性低血压出现的比率与安慰剂类似。有报道显示 MAO 抑制药与哌替啶合用会出现威胁生命的类血清素综合征反应，故应避免与哌替啶合用。同时接受 SSRIs 类药物治疗的患者服用雷沙吉兰或司来吉兰也有发生血清素综合征的风险，在临床应用中需注意。

3）沙芬酰胺：沙芬酰胺是一种新型尚未推广的 MAO-B 抑制药，最近被欧洲委员会批准为左旋多巴治疗中晚期伴有运动波动 PD 患者的辅助药物。该药物对 MAO-B 具有高度的选择性，即使 10mg/kg 的剂量也不会产生 MAO-A 的抑制作用。沙芬酰胺具有多种作用机制，包括阻滞电压相关钠通道以及抑制谷氨酸等作用。该药物的优势在于沙芬酰胺可能具有潜在的抗异动作用，动物实验证实与谷氨酸的抑制作用相关，有待进一步临床试验验证。同样，沙芬酰胺的神经保护作用也在探索中，因为谷氨酸是公认的神经元毒性物质，沙芬酰胺的谷氨酸抑制作用可能会使 PD 患者获益。

（2）神经保护作用

大量研究发现多巴胺在脑内通过 MAO-B 氧化降解，并在其代谢过程中产生大量氧自由基损伤神经元。而外源性毒素，如

MPTP 亦通过 MAO-B 氧化为有毒的 MPP^+。以上机制为 MAO-B 抑制药成为潜在神经保护药物提供了理论依据。

近年来人们对 MAO-B 的神经保护作用进行了大量研究，并且在体外实验中取得了令人希望的成果，但临床试验中尚缺乏令人信服的证据。最早评估 MAO-B 抑制药的神经保护作用的临床对照试验是 DATATOP 研究，研究提示司来吉兰可将多巴胺能的对症治疗推迟 9 个月，并且使患者 UPDRS 评分恶化速率减慢。为了明确这种推迟临床进展的作用，进一步试验对其进行了 2 个月的药物洗脱后，司来吉兰组帕金森症状较安慰剂组轻微改善，支持其神经保护作用。但是由于司来吉兰是长效 MAO-B 抑制药，有人质疑试验结果可能受司来吉兰洗脱不充分所影响。基础研究方面，动物研究中小剂量司来吉兰被证实具有神经修复作用，作用机制可能通过提高神经营养药的蛋白质合成所致，而非 MAO 的抑制作用。Palhagen 等对服用司来吉兰组和安慰剂组的试验对象进行长期随访，试验对象均是早期未接受治疗的 PD 患者，待这些入组对象需要症状治疗时，开始加用左旋多巴。随访 7 年后，司来吉兰组临床症状及体征的恶化速度较对照组减慢，提示司来吉兰可使 PD 患者额外获益，目前关于药物对于 PD 的作用是改善症状还是延缓疾病进程仍是难点。针对 PD 的神经保护药物的研究仍在进行中，MAO-B 抑制药依然是很有希望的神经保护药物。

42. 持续性多巴胺能刺激治疗帕金森病

随着 20 世纪 60 年代后期左旋多巴开始被用于 PD 的治疗，多巴胺替代治疗已经成为改善 PD 症状最有效的方法；但是长期左旋多巴治疗诱导运动并发症也成为 PD 治疗面临的难题。大量证据提示 PD 患者左旋多巴相关的运动并发症与非生理的、不持续的或者脉冲样纹状体多巴胺受体的刺激有关。1998 年 Chase 等提出通过作用时间长的多巴胺能药物从理论上提供持续性多巴胺能刺激（continuous dopaminergic stimulation，CDS）可以预防和逆转运动并发症的概念和理论。迄今已经有多种实现 CDS 的方法应用于临床并获得肯定的疗效。

（1）PD 运动并发症的主要原因

PD 患者多巴胺能神经元病变导致其末梢缓冲血浆左旋多巴浓度波动的能力出现障碍，纹状体多巴胺的浓度越来越依赖于外周左旋多巴的浓度，与半衰期相关的血浆左旋多巴浓度的变化对纹状体多巴胺受体产生脉冲样刺激，从而诱发运动波动和异动症。

在 MPTP 致病猴模型可以观察到左旋多巴半衰期与异动症相关性。半衰期短的多巴胺能药物快速诱导严重异动症，而长半衰期的多巴胺能药物则产生轻度异动症或避免异动症发生。间断注射阿朴吗啡等短半衰期多巴胺受体激动药可诱导异动症，而持续给药则不产生，显示等量多巴胺能药物是否诱导异动症取决于其给药方式是脉冲样还是持续性。

对纹状体多巴胺能神经元脉冲样刺激可以诱发多巴胺能神经元产生与异动症相关的分子和神经生理学改变。对多巴胺能神经元丢失的动物模型研究显示，短半衰期多巴胺能药物诱发的异动症与一些基因的表达改变有关，包括前脑啡肽原、前强啡肽原、cFos、JunB、cdk5、ERK1/2、DARP32 和细胞周期 D_1 信号蛋白等。在 PD 患者尸检中也发现类似改变，与正常组相比，左旋多巴诱导异动症的患者与服用左旋多巴但无异动症的患者脑内前脑啡肽原表达明显增高。而当短半衰期的药物在持续给药时则没有发现这些基因表达的改变以及异动症的出现。脉冲式给予多巴胺能药物可影响基底节神经元放电模式。在 MPTP 诱导 PD 猴模型及 PD 患者均可见放电数量、时程和放电频率的改变。脉冲式左旋多巴给药改变苍白球外侧部与内侧部放电频率的比值，没有充分消除同步放电，破坏长时程抑制和纹状体的可塑性。这些研究提示，非生理性间断或者脉冲式左旋多巴替代治疗可诱导基底节多巴胺能神经元进一步破坏，从而导致运动波动和异动症。

（2）CDS 疗法的概念

基于脉冲式或非持续性多巴胺能刺激可能导致左旋多巴相关并发症现象，有学者提出了 CDS 疗法的概念，并在基础和临床研究中得到验证。CDS 即通过作用时间长的多巴胺能药物或者改进多巴胺能药物的给药模式从理论上提供更加持续的多巴胺受体刺激。药物代谢动力学研究最低有效阈值有关。因此，CDS概念的核心是优化多巴胺能的药物代谢动力学，从而达到以下目的：恢复黑质致密带多巴胺能神经元持续张力性放电，使纹状体多巴胺保持在基本稳定浓度，纹状体多巴胺受体持续激活等状态。

（3）CDS的疗效

1）减少潜在的PD运动并发症：MPTP诱导灵长类PD模型研究提示一些多巴受体激动药延迟异动症发生依赖于其半衰期长短，因为这种延迟异动症的作用只见于长半衰期多巴受体激动药（如溴隐亭、卡麦角林和罗匹尼罗），半衰期短的多巴受体激动药作用不明显。这种现象不只与D_2受体刺激有关，因为短半衰期的D_1受体选择性激动药仍可诱导异动，而长半衰期D_1受体选择性激动药则不诱发异动症。前瞻性双盲临床研究显示起始治疗即用长半衰期多巴受体激动药比标准左旋多巴制剂显著减少诱发运动并发症的危险，这一结果显示CDS减少潜在左旋多巴相关运动并发症的重要性。由于左旋多巴是抗帕金森病作用最强的药物，研究者期望通过延长其半衰期降低其诱发并发症的可能性。首次用药的PD狨猴模型规律服用左旋多巴和恩他卡朋（4次/日）与单用左旋多巴相比可减少异动症发生。Amaal等研究分析发现CDS可改善已出现的PD运动并发症。

2）改善已出现的PD运动并发症：目前研究显示CDS可逆

转已经出现的 PD 运动并发症。一项长期随访研究报道 46 例 PD 患者接受 6 ～ 72 个月持续性皮下注射麦角乙脲（一种可溶性短半衰期多巴受体激动药）后，运动波动和异动症显著改善。另一项前瞻性研究发现 40 例进展期 PD 患者随机分为持续性麦角乙脲皮下注射组或常规口服左旋多巴组，结果麦角乙脲组患者较常规口服左旋多巴组"关期"和异动症显著减少，随访 4 年后疗效依然维持。持续性阿朴吗啡皮下或者静脉注射也使已存在 PD"关期"减少、运动症状波动者减轻。持续性左旋多巴给药也可以减少运动并发症的频率和严重程度。对于出现运动症状波动的 PD 患者持续左旋多巴静脉注射（24 小时 / 次，7 ～ 12 日）逐渐减少运动波动，而且单一剂量左旋多巴疗效延长、治疗时间窗增宽、"开 - 关"现象减少。对于出现严重运动并发症的 PD 患者白天给予持续空肠灌注左旋多巴甲酯，6 个月后患者日间"关期"显著减少，异动评分改善，且未产生耐受性。

3）可能逆转基底节可塑性改变：长期间断性多巴胺能刺激相关的中枢药效学改变的基础是基底节环路可塑性改变，经过 CDS 治疗后在某种程度上可逆转环路可塑性。"开-关"现象在 CDS 治疗初期改善不明显，但长期 CDS 治疗后可缓解。左旋多巴持续灌注研究可迅速改善运动症状波动，数周后出现异动症的改善，暗示基底节环路可塑性改变具有可逆性。由于持续性阿朴吗啡或者麦角乙脲给药对于异动症的疗效似乎在治疗数月后出

中国医学临床百家

现，推测长期脉冲样多巴胺能刺激诱发的可塑性改变被 CDS 所逆转。12 例患者前瞻性开放研究发现在持续性日间阿朴吗啡给药前和治疗 6 个月后分别用阿朴吗啡和左旋多巴激发异动症，结果不仅没有降低抗 PD 峰效应，而且延长使用持续性阿朴吗啡注射的 CDS 显著减少运动并发症。同时随访研究发现，治疗 6 个月后，异动症发生率显著降低，提示基底节环路可塑性改变逆转可能性。当突然从 CDS 回到间断性药物治疗后，患者没有立即回到严重运动波动的基线水平，一个相对平滑的运动反廊至少维持数天，同样提示长期 CDS 可能逆转基底节可塑性的改变。

（4）实现 CDS 的方式

实现 CDS 的方式包括左旋多巴和多巴胺受体激动药两大类。左旋多巴类包括：①静脉或肠内（十二指肠／空肠）输注左旋多巴；②复方多巴 +COMT 抑制药（恩他卡朋／托卡朋）；③复方多巴 +MAO-B 抑制药。多巴胺受体激动药类包括长半衰期多巴受体激动药口服，短半衰期多巴受体激动药（主要是阿朴吗啡和麦角乙脲）持续皮下注射，罗替戈汀经皮持续给药。

这些 CDS 方式各有其特点：静脉或肠内输注左旋多巴是一种经典的 CDS 方式，可产生稳定的左旋多巴血浆浓度以及相应稳定的运动表现，对于严重运动波动疗效显著；但该方法操作难、并发症较多，需反复调节输注管位置，依从性差，至今未广泛应用。复方多巴与 COMT 抑制药（恩他卡朋／托卡朋）联用可延长左旋多巴半衰期，增加其超过阈值的时间，减少血药浓度波动，且应用方便，易被患者接受。复方多巴与 MAO-B 抑制药联用理论上可稳定脑组织内多巴胺浓度，但目前尚缺乏相应基础和应用研究依据。长半衰期多巴受体激动药口服是应用较为广泛 CDS 方式，这些多巴受体激动药比左旋多巴的半衰期长，以一种脉冲性更小的方式刺激多巴受体，一般通过滴定法来完成药物优化。研究显示这种方法可以预防并减轻已发生的左旋多巴相关运动并发症。阿朴吗啡和麦角乙脲皮下注射方法：①阿朴吗啡皮下注射泵：虽然半衰期短，但同样通过调节给药模式可以实现，由于阿朴吗啡可对 D_1 受体产生作用，因此这种 CDS 实现方式的结果与左旋多巴的灌注类似，是唯一与左旋多巴抗帕金森病疗效接近的多巴胺受体激动药。虽然效果显著，但局部给药不良反应多，尤其局部皮肤反应影响阿朴吗啡的吸收造成疗效衰退，且费用昂贵，不易被早、中期患者接受。②麦角乙脲皮下持续输注：这种药物半衰期短，皮下持续注射后血药浓度稳定，不良反应为精神症状常见。罗替戈汀经皮给药是一种采用皮肤贴剂实现 CDS 的方式，方便且依从性好。Benitez 等提出罗替戈汀经皮给药治疗效肯定，尤其适用于 PD 相关运动并发症。由于这种给药方式容易被处于 PD 各个临床阶段的患者接受，因此有助于预防和治疗 PD 的运动并发症，临床应用前景比较广泛。Seeberger 等提出卡比多巴 / 左旋多巴肠内悬挂技术（Duopa）。Duopa 是美国新批准针对晚期 PD 治疗的方法，主要是将左旋多巴抽到肠道，通过空肠管扩张经皮胃造瘘术（peg-j 管）使卡比多巴 / 左旋多巴肠内悬浮，从而更好改善运动症状波动。

各种 CDS 方式可以减轻、改善甚至逆转左旋多巴诱导的运动并发症，但依从性较低。对于持续性空肠灌注、静脉应用或者皮下注射泵的方式，医师的操作和调整困难，常合并注射部位并发症。同时这类药物如阿朴吗啡、麦角乙脲和左旋多巴甲酯在许多国家都不常见。口服长半衰期多巴受体激动药虽然对早期 PD 患者可以预防、延迟运动并发症出现，也可改善中晚期 PD 患者运动并发症，但通常疗效不够充分，需加服左旋多巴类制剂。采用口服左旋多巴实现 CDS 的方法效果更肯定，适用范围更广，也可以提高患者接受治疗的依从性。传统的方式是左旋多巴多次重复给药或者应用左旋多巴的控释片。但是药代动力学研究显示：左旋多巴重复给药即使每小时 1 次也不能避免低于有效阈值的左旋多巴血浆谷浓度。有研究也显示左旋多巴控释片吸收不稳定，症状控制不能预测；双盲对照研究中没有显示控释片较标准片的优势。一种能模拟左旋多巴输注的药物代谢动力学的口服左旋多巴的方法可能是一种好的选择。为了实现这个目标，Olanow等提出联用左旋多巴标准片和外周 COMT 抑制药（将半衰期从90 分钟延长到 > 3 小时）。当联用左旋多巴、卡比多巴和恩他卡朋，每 3 小时给药 1 次将避免左旋多巴和卡比多巴标准片联用时出现的低左旋多巴谷浓度，并获得与持续左旋多巴输注方式类似的药物代谢动力学曲线，获得比左旋多巴和卡比多巴联用方式更为持久长效，继而降低运动并发症的发生，改善运动并发症。MPTP 致 PD 的猴模型中已经显示左旋多巴和恩他卡朋联用（3 小时给药 1 次）显著改善异动症。联用恩他卡朋间隔 6 小时给药则不能实现 CDS。与其他实现 CDS 的方式比较，联用复方多巴和恩他卡朋等 COMT 抑制药以一定剂量和间隔重复口服给药，可以从药物代谢动力学方法模拟左旋多巴持续输注的效果，是一种简单、实用、疗效肯定的 CDS 方法。

（5）关于 CDS 的争论

① CDS 是生理性的吗？

经典的理论认为稳定的多巴胺能神经元的放电速率能够稳定纹状体细胞外的多巴胺浓度，从而产生 CDS；但是除了多巴胺能神经元放电速率，放电模式和突触前易化以及多巴胺释放的抑制也能影响细胞外多巴胺的浓度。即使黑质多巴胺能神经元的放电速率是稳定的，纹状体多巴胺浓度也可能变化。在 PET 研究中，应用雷氯必利作为内源性多巴胺释放测定指标，显示进行重复性运动或者视频游戏的单肢对侧纹状体的局灶性多巴胺释放增加，提示纹状体细胞外多巴胺浓度随着活动而变化，CDS 可能不完全是正常的生理状态，即使模拟实现了 CDS，但仍可能无法恢复基底节环路的正常功能。

② CDS 是否导致对多巴胺能药物的耐受性？

动物实验显示 24 小时持续给予多巴胺能药物导致耐受性。在 24 小时持续输注左旋多巴治疗的患者也有类似结果，并且伴有严重幻觉等精神问题。CDS 可诱发耐受性或者称为脱敏，疗效逐渐减退。临床对策是只在苏醒时间给予持续输注，结果表明可以避免耐受性或者严重的精神问题。

（6）对于 CDS 治疗 PD 的共识和展望

CDS 的核心是优化左旋多巴的药物代谢动力学，从而有助于预防和延迟 PD 相关运动并发症的发生，改善已经出现的运动并发症。基于动物模型的研究以及临床研究均显示 CDS 的疗效肯定而持续。迄今有多种实现 CDS 的方式，这些方式各有其利弊及不同的适应证。联合复方多巴加 COMT 抑制药口服是一种实用方便实现 CDS 的方法，合理的剂量和间隔时间可以实现与左旋多巴持续性输注类似的药物代谢动力学结果，临床应用前景广阔。

参考文献

1.LeWitt PA.New levodopa therapeutic strategies.Parkinsonism Relat Disord，2016，22（S1）：S37-S40.

2.Freitas ME，Ruiz-Lopez M，Fox SH.Novel levodopa formulations for Parkinson's disease.CNS Drugs，2016，30（11）：1079-1095.

3.Connolly BS, Lang AE.Pharmacological treatment of Parkinson disease: a review.JAMA, 2014, 311 (16): 1670-1683.

4.Demaagd G, Philip A. Part 2: Introduction to the Pharmacotherapy of Parkinson's disease, with a focus on the use of dopaminergic agents.P & T, 2015, 40 (9): 590.

5.Zhou CQ, Li SS, Chen ZM, et al.Rotigotine transdermal patch in Parkinson's disease: a systematic reviewand Meta-analysis.Plos One, 2013, 8 (7): e69738.

6.Mizuno Y, Yamamoto M, Kuno S, et al.Efficacy and safety of extended-versus immediate-release pramipexole in Japanese patients with advanced and L-dopa-undertreated Parkinson disease: a double-blind, randomized trial.Clin Neuropharmacol, 2012, 35 (4): 174-181.

7.Thorlund K, Wu P, Druyts E, et al. Nonergot dopamine-receptor agonists for treating Parkinson's disease–a network Meta-analysis.Neuropsychiatri Dis Treat, 2014, 10 (default): 767-776.

8.Zhou CQ, Zhang JW, Wang M, et al.Meta-analysis of the efficacy and safety of long-acting non-ergot dopamine agonists in Parkinson's disease.J Clin Neurosci, 2014, 21 (7): 1094-1101.

9.Stocchi F, Abbruzzese G, Ceravolo R, et al.Prevalence of fatigue in Parkinson disease and its clinical correlates.eurology, 2014, 83 (3): 215-220.

10.Abbruzzese G, Ceravolo R, Ceravolo R, et al.Prevalence of fatigue in Parkinson disease and its clinical correlates. Neurology, 2014, 83 (3): 215-220.

11. Laurencin C, Danaila T, Broussolle E, et al.Initial treatment of Parkinson's

disease in 2016: the 2000 consensus conference revisited.Rev Neurol, 2016, 172 (8/9): 512-523.

12.Viallet F, Pitel S, Lancrenon S, et al.Evaluation of the safety and tolerability of rasagiline in the treatment of the early stages of Parkinson's disease.Curr Med Res Opin, 2013, 29 (1): 23-31.

13.Kandadai RM, Jabeen SA, Kanikannan MA, et al.Safinamide for the treatment of Parkinson's disease.Expert Rev Clin Pharmacol, 2014, 7 (6): 747-759.

14.Robakis D, Fahn S.Defining the role of the monoamine oxidase-b inhibitors for Parkinson's disease.CNS Drugs, 2015, 29 (6): 433-441.

15.Dashtipour K, Chen JJ, Kani C, et al.Clinical outcomes in patients with Parkinson's disease treated with a monoamine oxidase type-B inhibitor: a cross-Sectional, cohort study.Pharmacotherapy, 2015, 35 (7): 681-686.

16.Robakis D, Fahn S.Defining the role of the monoamine oxidase-b inhibitors for Parkinson's disease.CNS drugs, 2015, 29 (6): 433-41.

17.Kakkar AK, Dahiya N.Management of Parkinson's disease: current and future pharmacotherapy.Eur J Pharmacol, 2015, 750: 74-81.

18.Xie CL, Wang WW, Zhang SF, et al.Continuous dopaminergic stimulation (CDS) -based treatment in Parkinson's disease patients with motor complications: a systematic review and meta-analysis.Sci Rep, 2014, 4: 6027.

19.Al Dakheel A, Beaulieu-Boire I, Fox SH.Emerging drugs for levodopa-induced dyskinesia.Expert Opin Emerg Drugs, 2014, 19 (3): 415-429.

20.Benitez A，Edens H，Fishman J，et al.Rotigotine transdermal system：developing continuous dopaminergic delivery to treat Parkinson's disease and restless legs syndrome.Ann N Y Acad Sci，2014，1329：45-66.

21.Seeberger LC，Hauser RA.Carbidopa levodopa enteral suspension.Expert Opin Pharmacother，2015，16（18）：2807-2817.

（房进平　苏东宁　刘亘梁　整理）

脑深部电刺激治疗帕金森病

43. 脑深部电刺激应用现状

脑深部电刺激（deep brain stimulation，DBS）最早被应用于顽固性疼痛及癫痫的治疗，1984 年 Tasker 将其应用于临床治疗 PD，1998 年中国开展了第一例 DBS 手术治疗。目前可推算，10%～20% 的 PD 患者能够从 DBS 中获益，这就意味着 17～34 万中国 PD 患者适合接受 DBS 手术，但从 1998 年至今仅有几千名患者接受了 DBS 治疗，由此可见 DBS 尚有很大的发展和应用空间。

44. 脑深部电刺激治疗帕金森病的机制

DBS 通过向脑内特殊区域传递电流发挥作用，这个电流可以由电压、频率、脉宽等因素调节。DBS 对 PD 的治疗作用可能与以下几方面与关：

（1）减少病理性的震荡活动及其向基底节 - 丘脑 - 皮质网络的传递

早在 20 世纪 90 年代，Albin、DeLong 和同事们就提出了在 PD 病理生理中发挥重要作用的纹状体 - 丘脑 - 皮质（striato-thalamo-cortical，STC）网络。STC 网络包含直接通路（纹状体 - 内侧苍白球 - 丘脑 - 皮质），间接通路（纹状体 - 外侧苍白球 - 丘脑底核 - 内侧苍白球 - 丘脑 - 皮质）和皮质 - 丘脑底核的超直接通路，强调丘脑底核和内侧苍白球中的过度活动增强了 PD 患者纹状体对丘脑 - 皮质的抑制。根据 STC 模型，对 PD 患者进行 STN-DBS 治疗被认为是抑制了靶点的活动，减少基底节对丘脑 - 皮质的抑制，进而改变患者的运动功能（"抑制"假说）。其中，对直接通路的高频刺激可以抑制 STN 神经元的活动并减轻帕金森症状，但 20Hz 的低频刺激会增加 STN 中 β 放电的频率并使症状恶化。此外，DBS 与立体定位毁损具有相同的获益也支持了这一观点。与之相反，"兴奋"假说认为 DBS 激活了刺激位点的局部神经元，因为 DBS 术中神经元记录和神经递质研究观察到了靶点的输出信号增多。有研究发现 DBS 增加了靶区到下游结构的传出信号，而并非抑制作用（"兴奋"假说）。另外，大量的实验数据同样表明 STN-DBS 可能与 STC 通路中病理 β- 震荡的干扰有关（"干扰"假说）。DBS 术中靶向刺激 β 震荡最强的

STN 亚区可获得临床最好的疗效。假说认为，STN-DBS 能够阻断 β- 震荡可能是因为减少了神经传入的多变性，而造成了"信息缺损"，伴随着对其他信号输入的反应缺乏。

（2）DBS 可以改善基底节的同步化活动

对 PD 而言，高频 DBS 与多巴胺能替代疗法有着相似的效果，可能通过刺激旁路抑制通路、突触抑制、去极化阻滞等方法达到改善基底节的同步化活动。

对于 DBS 去同步化，目前一个可能的理论是逆向电活动发挥了作用：在一个逆向峰电位到达后，神经元放电可能会经历一个双向的改变（在最初的 1ms 会有强烈的抑制，之后是约为 2ms 的兴奋性增加），这个双向改变的时机主要依赖于逆向峰电位产生的时间，特别是应用高频刺激的时候。皮质 V 层神经元与局部神经元之间通过轴突侧枝发生的内在联系对理解运动皮质神经元的同步化很重要。已有观察证据表明，在 STN-DBS 的过程中，每个运动皮质 V 层的神经元都被逆向峰电位"袭击"，它的放电会被调节到与相邻神经元无关的状态，这是一个高度去同步化的过程。由此可见，DBS 可以导致基底节和运动皮质神经元放电的节律和模式发生改变。

（3）DBS 可以改变局部神经递质的释放

有研究发现在进行了 STN-DBS 的 PD 患者中 GPi 和黑质中 cGMP 的含量明显增高。这表明谷氨酸的传递增加，而丘脑中

GABA 发生了降低。在这些研究中，生物化学改变与观察到的患者临床获益之间有着紧密的联系，这些发现都支持了之前所提到的"兴奋"假说。在高频 DBS 刺激中，星形胶质细胞也可能会释放谷氨酸和腺苷前体物，理论上也可能与治疗效果有关，但因为其有时间限制，与临床上观察到的刺激后几秒内产生的改善无关。

（4）功能影像学研究

虽然在电生理的研究中，DBS 似乎有着抑制性的效应，但大部分功能影像学研究表明 STN 血流和葡萄糖代谢并没有因此明显减少。通过应用 ^{18}F FDG-PET，Eidelberg 和同事报道了 STN-DBS 可使 PD 相关葡萄糖代谢脑网络模式正常化，与运动功能的改善有关。这可以通过几种假说解释：①电生理的记录可以识别短期的神经元调节（以毫秒为单位），而影像学方法是反映几秒到几分钟的变化总和；②非神经元对血流 / 葡萄糖代谢变化的影响并不能被排除，可能会混淆影像学的结果；③ PET 和 fMRI 检测到可能是轴突的活动增强，而不是胞体。然而，目前功能影像研究在 STN-DBS 对不同脑区脑功能的影响存在相互矛盾的结果（增强或减弱），包括亚皮质（例如丘脑、GPi 和 STN）、皮质区域（SMA、M1 和前额叶皮质）和小脑在内的许多不同区域。有限的样本量、患者样本的异质性、不同的实验方式和不同的人物设计都可能导致这些研究中的结果不一致。

中国医学临床百家

　　基于上面所提到的几种假说以及功能影像学的研究，我们团队用了激活似然性评估（activation likelihood estimation, ALE）的 Meta 分析方法研究了 STN-DBS 对 PD 患者脑网络的影响。我们提出了一个模型来解释 STN-DBS 对 STC 通路的作用。根据功能影像研究的整合数据，STN-DBS 增加了 STN 和 GPi 的脑活动。STN-DBS 可能通过刺激附近的轴突激活了局部刺激位点和周围的区域。STN-DBS 在运动皮质如 M1 和 SMA 尾侧导致的脑活动的减少，可能反映了在 STC 环路刺激中外源性强直电流刺激对 β- 震荡的抑制。这些在亚皮质和皮质区域相反的改变可能反映了 STN-DBS 对病理性 β- 震荡的干扰。总的来说，我们的结果支持了电流"兴奋"假说和"干扰"假说，然而我们没有直接研究连接部分、电元件和神经递质或受体在 STN-DBS 中的改变。因此，这个模型需要被进一步检验。

　　总之，虽然目前的理论与假说很多，但 DBS 是如何改变神经元放电的以及这些改变又是如何对 PD 的症状产生影响尚需要进一步的研究。

45. 脑深部电刺激治疗的适应证和合理时间窗

（1）适应证

2013 年 EFNS 建议对出现下列情况的 PD 患者进行 DBS：主

要是药物治疗不理想和存在运动并发症的 PD 患者；严重的剂末现象和症状波动的患者；"开 - 关"现象（不可预测的运动波动）；异动（剂峰异动和双相异动）；痛性肌张力障碍以及药物难治性震颤的 PD 患者。因此，根据指南目前对 DBS 手术时机的共识为进展期 PD 并且存在功能障碍性运动并发症的患者。

结合临床实践我们对 DBS 手术的适应证概括如下：①原发性帕金森病患者，对复方左旋多巴反应好、出现运动波动（"开 - 关"现象）；②病情曾被药物治疗控制，但疗效逐渐下降或出现运动并发症（例如异动症）或对抗帕金森药物不耐受的患者；③病程较短（但需 5 年以上）、手术难度相对较小，但手术难度并不是主要考虑因素；④年龄限制：多数研究和专家意见认为年轻患者的术后效果会优于老年患者。尽管没有明确的年龄界线，但多数手术会排除 > 75 岁的患者，但在进行受益和风险的个体化评估后可放宽至 80 岁左右。

（2）禁忌证

伴有重度痴呆、精神症状或者晚期重度 PD 一般情况差、不能耐受手术或有手术禁忌证的患者均不可进行 DBS 术。

（3）合理时间窗

1）DBS 手术时间窗的起点：研究表明 DBS 手术对于中晚期存在运动并发症的 PD 患者是有益的，DBS 植入时机在平均年龄 60 岁，平均病程 12 年。但是在时间窗内选择植入时机越晚的患者，其术后并发症和不良反应越多见，死亡率更高。Meta 分析显示 PD 病程 6.9～14.3 年，DBS 疗效可过 10 年。在剩余的病程中充分受益于 DBS 治疗，过度推迟 DBS 时机可能"浪费"了 DBS 有效期，患者部分丧失了受益期，适当提前 DBS 时机使得患者在有限的病程中充分受益于 DBS 的长期疗效。

近期 EARLYSTIM 研究中将选择手术患者的时间提前到平均接受药物治疗 7.5 年后，并且在其刚刚出现运动并发症的时期。这个研究结果提示我们，国外接受 DBS 植入的时机已经从长期病程的患者提前到出现运动并发症的早期。在专业医师团队对患者利弊进行充分衡量之后，慎重地选择病程较早期的刚出现运动并发症的 PD 患者进行 DBS 手术是可以获益的。在 PD 患者出现运动并发症的早期进行 DBS 手术，其平衡障碍、构音障碍、认知障碍等方面尚不严重，DBS 对这些方面的潜在风险可能相对较低。此时可比较充分发挥 DBS 的长期疗效。DBS 治疗在改善运动症状和运动并发症的同时，有望减少左旋多巴剂量（主要是 STN-DBS），降低了药物对于运动并发症的影响。

对于新发 PD 的随访研究发现，3 年和 5 年后分别有 26% 和 28% 的患者合并痴呆。15 年后 48% 的 PD 患者合并痴呆，36% 合并 MCI，只有 15% 的患者没有认知障碍。延迟 DBS 手术时机，有更多比例的 PD 患者会出现痴呆，将使得可能受益于 DBS 的患者比例降低，丧失手术时机。

值得一提的是，EARLYSTIM 研究虽然选择发病较早的患者，但病程需 ≥ 4 年。Jeffrey H 等在 2013 年的一项病理研究中发现 PD 诊断 4 年后其背侧壳核的多巴胺能标志物几乎消失殆尽。而前 3 年只是轻度的减少。而正常老年人则未见明显变化。因此这个研究为其提供了依据，即病程 ≥ 4 年诊断 PD 的准确性更高。故有益于 DBS 的选择。

但是对于早期应用 DBS 存在一些争议，包括：患者没有接受过左旋多巴或最佳药物的规范治疗；诊断 PD ＜ 5 年；没有运动波动或刚刚出现运动波动症状；病程 ＜ 5 年并试图停药或减药；病程 ＜ 5 年并且存在轻微的异动症；患者希望 DBS 帮其继续目前的工作；病程 ＜ 5 年的患者想改善非运动症状。以上几种情况不建议行 DBS 手术治疗。因为病情较短，不能明确的诊断 PD，相当一部分帕金森叠加综合征的患者可能被误诊。并且 DBS 并不能延缓疾病的进展。过早的手术可能造成额外的费用。

2）DBS 手术时间窗的终点：应用 DBS 治疗时间窗的终点较为统一，即出现中轴症状，如平衡障碍、吞咽及构音障碍；以及认知障碍、精神异常。频繁跌倒、视幻觉、严重认知障碍等重要标志提示 DBS 的时机可能过晚。PD 患者出现上述标志性临床事件到临终的平均时间为 3 ～ 5 年，这些事件在到临终的时间方面没有显著差异，在没有运动波动、轻度运动波动和中重度运动波动的 PD 患者之间没有明确的差异。且上述一个临床事件的出现往往预示另一个临床事件的出现，且这些症状的存在往往可能提示为不典型帕金森综合征。这些是 DBS 难以改善的。新近研究显示 PPN-DBS 尚不能改善轴性症状，STN-DBS 对认知障碍的影响更显著，可能与电极损伤尾状核的程度有关。这些症状甚至在 DBS 术后可能加剧。

国外研究发现 PD 患者出现严重运动并发症时可能会出现服用左旋多巴药物后无明确"开期"，表现为显著的冻结步态、平衡障碍、吞咽和构音障碍。这些左旋多巴无效的症状，DBS 也无效甚至可能加重。且患者神经精神方面症状日趋严重，大多数 PD 患者合并 MCI，并从 MCI 向痴呆发展，故抑郁症、焦虑症严重，自杀倾向或者术后可能出现自杀倾向，影响术中配合和术后疗效。这时就不再是适当的手术时机，故过度的延迟可能贻误好的 DBS 治疗时间窗。

3）DBS 手术时机的影响因素：发病年龄是影响 DBS 手术时机的重要因素。发病年龄轻的患者出现运动并发症较早，从发病到出现频繁跌倒、幻觉、痴呆等的间隔长，故 DBS 时间窗较宽。发病年龄晚的患者出现运动并发症晚，进展快，从发病到出现频繁跌倒、幻觉、痴呆等的间隔短，故 DBS 治疗时间窗窄。PD 的临床亚型也可以影响 DBS 手术时机。早发型 PD 出现运动并发症早——痴呆、频繁跌倒、幻觉晚，故 DBS 时间窗宽；非早发型 PD（TD、NTD）出现运动并发症晚——痴呆、频繁跌倒、幻觉早，故 DBS 时间窗较窄；快速进展型 PD 运动障碍快速进展，快速出现跌倒、幻觉，通常 10 年内死亡，故 DBS 治疗时间窗较窄。

总的来说，目前国际 DBS 治疗 PD 的总体趋势是年龄方面从比较年轻 PD 扩展到高龄 PD 患者，倾向于较年轻患者的原因是为了延长受益期疾病程度和时机。从较严重运动并发症的 PD 提前到仅有早期运动并发症 PD，减少可能影响手术疗效的不利因素。而在 DBS 治疗 PD 的时间窗方面，可能合理的时间窗起点——运动并发症的早期，在运动并发症的早期进行 DBS 治疗能使得患者获益时间更长，有助于充分发挥 DBS 的长期疗效。时间窗终点——出现频繁跌倒、幻觉、痴呆等重要病程标志，如果过度推迟 DBS，将临近上述终点，患者受益有限，风险增高。

总之，推荐在严格筛选、平衡疗效与风险前提下可以适当提前 DBS 治疗的时间时机，应该让 PD 患者在有限的预期寿命中充分受益于 DBS 的长期疗效。

46. 行脑深部电刺激疗法的筛选方法和路径

根据《中国帕金森脑深部电刺激疗法专家共识》，应建立 1 支 DBS 团队，团队中至少包括神经内科、外科医师，最好还有内科医师、心理医师及精神科医师。评估患者是否适合手术、手术风险及近远期疗效以及最适宜的手术靶点。

（1）明确帕金森病的诊断

（2）运动评估

①严重程度：MDS-UPDRS、Hoehn-Yahr 分期、步态仪、IWALK 平衡设备；②症状波动：剂末现象（WOQ-9）、异动症；③药物反应：左旋多巴负荷试验、步态和平衡检测（开关期）。黑质外损伤会引起对多巴胺能类药物部分反应或者不反应的症状，这些进展性的症状会影响患者的生存治疗，因此，DBS 术前筛选过程最重要的部分就是评估这些左旋多巴不反应的症状会在多大程度上影响 DBS 的效果。

（3）非运动症状评估（NMSS 量表）

①睡眠障碍：ESS、RBDQ-HK；②精神情绪：HAMA、HAMD、GDS；③认知心理：MMSE、MoCA；④消化道：便秘量表；⑤其他症状：嗅觉检测。

（4）吞咽、语言功能

①临床吞咽功能评定表；②构音障碍评定。

（5）步态平衡功能

（6）日常生活能力评定

①日常生活能力评定（ADL）——"开期"/"关期"；②帕金森病生活质量问卷（PDQ-39）。

47. 帕金森病刺激靶点的选择和比较

由于 PD 是运动网络功能障碍造成的，在网络中有不同的靶点可供选择。尽管现在对大多数患者都选择 STN 核团进行 DBS 术，但针对不同患者的不同症状仍可能有不同的靶点可选择，以达到更好的改善患者生活质量的目的。GPi 是第二个经常被选择的靶点，Vim 现在多被 STN 和 GPi 所替代。其他尚处于试验阶段的刺激靶点包括：脑桥核、丘系前辐射、丘脑中央中核束旁复合体和未定带等。下面将对主要靶点做具体介绍。

（1）丘脑底核（STN）

1）核团定位：丘脑底核又名 Luys 体，体积大小约为 3mm×5mm×12mm，呈双凸镜形，位于丘脑底部、乳头体的背外侧。解剖位置在前后联合中点向后约 3～6mm，旁侧 11～13mm，下 4～6mm。内侧和嘴侧为下丘脑；腹侧为中脑大脑脚；外侧界为内囊；背内侧为豆状束的延续；下部为位于大脑脚底的背面；后端为伸至底丘脑与中脑被盖的移行区，且与黑质的上段相延续，居黑质前端的背外侧。STN 分为外侧部、内侧部和内侧底部三部分，各部分之间没有明显的分界。

2）DBS 作用：总体来说，STN 刺激对震颤、肌强直、运动迟缓、异动症和肌张力障碍症状有效，可以减少左旋多巴的药物用量，因此可以改善一些非运动症状，例如冲动控制障碍、认知、幻觉等。从手术技术方面考虑，STN 的定位要比 GPi 更为复杂。

电极刺激 STN 不同部位可能对具体不同症状效果不同（表 15），但目前尚存在争议，需进一步研究验证。STN 核团周围结构复杂，如果定位不准可能会引起不良反应（表 16）。由此可见，对 STN 更精准的定位（内部和外部）可以更好地改善 PD 症状，减少并发症。

表 15 STN 核团内刺激部位及疗效

STN 刺激部位	效果
背内侧与未定带交界处	对运动迟缓改善最为明显
STN 与黑质交界的后外侧	对震颤改善最明显，但右侧刺激可加重工作记忆恶化
背侧	改善情绪
梳状系统（包含黑质网状部的白质系统）	改善工作记忆（不是反应选择和抑制）
背外侧部或背外侧部的背部	根据电生理信号分析得出的改善运动症状最佳位点
腹正中或腹侧部	对情绪造成影响，出现躁狂等情况

表 16 误刺激 STN 外部位及不良反应与管理方法

误刺激的 STN 外的部位	不良反应	术后管理治疗方法
皮质延髓束和皮质脊髓束	肌肉收缩	鉴别是刺激所致还是疾病进展所致的肌张力障碍，前者需减轻刺激、后者则需增加刺激或用左旋多巴治疗
未定带	同侧面部和胸部出汗、瞳孔散大	出现症状的阈值会随时间增加而增加，大多数情况下不需要术后管理

续表

误刺激的 STN 外的部位	不良反应	术后管理治疗方法
小脑丘脑纤维	肌张力障碍，肌肉强直性收缩，发音困难	降低电压、用双极刺激或更偏背侧的触点、向更外侧挪动电极
内侧丘系	对侧感觉异常（一般是一过性的）	用更靠背侧的触点可以增加阈值
黑质	严重的抑郁和轻躁狂	修改刺激参数后立刻出现抑郁、躁狂等情况，可改用更靠背侧的触点

（2）苍白球内侧部（GPi）

GPi 电刺激同样对震颤、肌强直、运动迟缓、异动症和肌张力障碍症状有效，对运动不能、运动波动、步态问题、语言等非运动症状的效果较 STN-DBS 更好，但对运动症状的长期效果会减退，是 GPi 刺激使用时的一大顾虑。除此之外，GPi-DBS 并不能减少左旋多巴的应用。在 DBS 刺激过程中由于点击定位不精确或者参数过大等因素造成的核团外区域的误刺激也会引起不同的不良反应（表 17）。

表 17 误刺激 GPi 外部位及不良反应

误刺激的 GPi 外的部位	不良反应
皮质延髓纤维	强直性收缩、手指动作缓慢且笨拙、写字过小征、其他精细运动受损、言语损害
视束	光幻觉
GPi 腹侧边缘或 GPi 之下	主观的眩晕感和恶心

中国医学临床百家

（3）丘脑腹中间核（Vim）

1）核团定位：Vim 是丘脑腹外侧核中接受小脑信号的区域，位于丘脑腹后核的前方、内囊中脊髓皮质和皮质延髓束的内侧和背侧。

2）DBS 作用：只对震颤症状有效，并不能改善 PD 患者其他主要症状，只在病程时间长、震颤为主且没有明显的肌强直和运动迟缓的患者中应用。误刺激核团外的部位所导致的不良反应（表 18）。

表 18　误刺激 Vim 外部位及不良反应与管理方法

误刺激的 Vim 外的部位	不良反应	术后管理治疗方法
后边界区域（腹尾侧丘脑核和内侧丘系）	刺痒感或痛感（短暂的异常不是问题，持续的需要谨慎）	使用更靠近腹侧的触点为负极触点，将电场移向背侧；或使用多负极交错刺激，用较低的电流／电压刺激偏背侧的触点；还可以逐渐使用相邻触电双极刺激
内囊	对侧肌肉强直性收缩	使用双极刺激，从远隔触点双极刺激开始，必要时变成相邻触电双极刺激
过于偏向腹侧	肌肉强直性收缩	使用更靠背侧的电极、改用双极刺激、X 线透视下进行手术将电极向背侧拔

（4）脑桥核／脑桥被盖核（PPN）

1）核团定位：位于中脑被盖下半腹外侧部，脑桥基底部纵横纤维之间，小脑上脚的十字交叉的后外侧，与基底节有广泛联系，同时广泛投射到中脑网状结构，对控制行为和运动十分重要。PPN 分为贯穿于核团的弥散亚核（PPNd）和核团尾部背外侧的致密亚核（PPNc）两部分。

2）DBS 作用：目前的研究认为 PPN-DBS 对 STN 和 GPi 刺激效果不佳的中轴症状和步态障碍有较明显的疗效。一项研究中，4 位患者进行了双侧未定带（zona incerta，cZi）和 PPN-DBS，在术后稳定后 1 个月的观察表明，在"开期"，PPN 和 cZi 合并刺激比单纯 cZi 刺激对中轴症状的改善提高 31%，但并没有达到显著性差异，可能与样本量过少有关。另一项研究对 6 位晚期 PD 患者进行了一年的双盲研究表明，PPN-DBS 对左旋多巴无效的中轴症状（特别是摔倒）有显著效果，而在药物"开期"和"关期"无显著差别。还有一项研究对 < 70 岁的 PD 患者进行了小样本长期研究，单侧 PPN-DBS 术后 2 年可以显著改善冻结步态，尤其是在药物"关期"，但在术后 4 年时，PPN-DBS 已经没有显著获益。因为只有 1/3 的患者有着长期的疗效。2015 年发表的对既往 10 项研究进行的 Meta 分析结果表明 PPN-DBS 对姿态不稳有显著的改善作用，对药物"开期"和"关期"的帕金森病运动波动也有显著改善，但对冻结步态改善不明显。

至于对 PPN-DBS 刺激参数的研究，在一项随机双盲试验中，9 名 PD 患者在 PPN 区域刺激 24 小时后接受了中轴症状、步态障碍和白天嗜睡的评估，在 7/9 的患者中，10 ～ 25Hz 的刺激相比于 60 ～ 80Hz 的高频刺激，更能减轻运动不能、步态障碍和白天嗜睡的症状。由于目前的研究样本量较小、电极在脑桥核中的定位精确性未知、患者的状态不一致、症状的评价标准不同以及观察时间不够等因素，这些结论并不能推广至大部分患者。

（5）丘系前辐射（prelemniscal radiations，Raprl）

1）核团定位：丘系前辐射是一个白质区域，位于内侧丘系的前方、cZi 区域的内侧、红核的外侧和 STN 的后方。

2）DBS 作用：对 19 名 PD 患者进行的一项为期 2 年的研究中，在患者运动症状明显的肢体对侧脑中植入了 Raprl-DBS，结果表明，14 名患者电极对侧肢体的 UPDRS Ⅲ评分下降超过 80%，剩下 5 名患者评分下降了 33% ～ 79%，而且这些改变直到 48 个月时仍有统计学的显著性。与之相对，植入电极的同侧肢体症状进展很快，表明 Raprl-DBS 对 PD 患者的肢体症状有着长期、显著的改善效果。

另一项用 ^{18}F-FDG PET-CT 对 5 名单侧震颤、肌强直和运动迟缓的患者进行了 Raprl-DBS 术前和术后的分析，该研究中患者的运动症状得到了 82.4% ～ 94.5% 的改善，而对兴趣区域（初级运动、辅助运动和眶额皮质，丘系前辐射、丘脑腹外侧、壳核和小脑）PET 中最大标准摄取量和统计参数图的分析结果表明 DBS 对侧的脑代谢没有明显改变，同侧脑代谢反而降低，提示 Raprl-

DBS 会降低与该区域有解剖纤维联系的脑区的代谢活动，而症状的改善与环路的病理活动减少有关。

48. 目前还没有具有充分证据基础的术后程控指南

术后程控是一个费时的过程，主要依赖于临床医师的个人经验，目前还没有具有充分证据基础的指南。虽然目前提出了一些基于局部场强、神经影像学或者计算机模型来程控的方法，但并不能在临床上替代人工程控。整个程控的过程包括两部分：初始的程控和之后对刺激参数的逐步调整。

（1）初始程控访问

一般在电极插入造成的微损伤效应消退以后，可能是术后几天也可能是术后几周，各个医院有所不同。主要目的是筛查最优的电极触点、评估每个电极触点的治疗窗、并用预定的参数初始化刺激，避免刺激不良反应且用最小的电流消耗达到最优的获益。如果术后程控开始得过早，有两个主要因素会造成阈值的评估偏差：①刺激对运动症状的改善可能被手术时电极插入所造成的一过性的、与毁损相似的作用掩盖，尤其是 STN 核团；②术后早期脑组织局部水肿会导致电阻偏低，影响治疗窗的测定。

为了评估在没有任何药物导致运动波动情况下患者的运动状态，首次程控应该在药物"关期"进行。在单极模式下，用预设脉宽（一般是 60μs）和频率（一般为 130Hz）对每个电极的触点进行测试，小心的增加电压，直到第一次出现刺激导致的不良反应（如麻木、肌肉痉挛、斜视及刺激导致的运动不能或肌张力障碍等），这个电压是该触点治疗窗的上限。每个触点的临床效果可以通过上述的测试或者通过比较在预设电压下（如 1.5 ～ 2V）由刺激带来的获益来得出。

之后用单极模式初始化刺激，之前筛选出的有最佳获益和最大治疗窗的触点作为负极。因为 STN-DBS 的治疗效果在第一个小时可能会有增加，所以初始电压一般不超过 1V，在等待数小时后可以上调，而在 Vim 和 GPi 核团 DBS 中，因为延迟出现的不良反应或进行性增加的刺激效应并不常见，所以治疗电压是从一开始就选定的。

在评估刺激获益时，最有用的症状是肌强直，因其没有波动，而且对刺激的调整可以快速做出反应，同时有可靠的检查手段。如果没有肌强直症状的话，可以使用运动迟缓或者静止性震颤，但运动迟缓对刺激的反应时程较长，会因患者的疲劳、不适或者期望造成偏差，而静止性震颤可能会有自发性的波动。

（2）稳定期的程控

稳定期程控的主要目的是逐渐调整刺激参数和用药，一般在手术后 3 ～ 6 个月完成，但复杂的病例可能要长达 1 年。在 DBS 效果满意时可以将治疗药物减量，用增加电压作为补偿，其他的参数一般不做调整，除非电压已经超过了治疗窗。如果此时治疗效果仍不理想，可以尝试降低电压，同时增加频率或脉宽，各靶点常用的刺激参数见表19。

表19　各靶点刺激参数范围及常用参数

参数	STN	GPi	Vim
电压（V）	1.5 ～ 3.6	2.5 ～ 3.6	1.5 ～ 3.6
脉宽（μs）	60 ～ 90	90 ～ 120	60 ～ 120
频率（Hz）	130 ～ 185	130 ～ 185	130 ～ 185

参考文献

1.Agnesi F，Johnson MD，Vitek JL.Deep brain stimulation：how does it work?Hand Clin Neurol，2013，116：39-54.

2.Herz DM，Eickhoff SB，Løkkegaard A，et al.Functional neuroimaging of motor control in Parkinson's disease：a meta-analysis.Hum Brain Mapp，2014，35（7）：3227-3237.

3.Chiken S，Nambu A.High-frequency pallidal stimulation disrupts information flow through the pallidum by GABAergic inhibition.J Neurosci，2013，33（6）：2268-2280.

4.Mehanna R，ai EC.Deep brain stimulation in Parkinson's disease.Transl Neurodegener，2013，2（1）：22.

5.Li Q，Qian ZM，Arbuthnott GW，et al.Cortical effects of deep brain

中国医学临床百家

stimulation：implications for pathogenesis and treatment of Parkinson disease.JAMA Neurol，2014，71（1）：100-103.

6.McIntyre CC，nderson RW.Deep brain stimulation mechanisms：the control of network activity via neurochemistry modulation.J Neurochem，2016，139（S 1）：338-345.

7.An V，Sako W，Fujita K，et al. Parkinson's disease-related network topographic characterized with resting state functional MRI.Human Brain Mapping，2016.

8.Peng S，Eidelberg D，Ma Y. Brain network markers of abnormal cerebral glucose Metabolism and blood flow in Parkinson's disease.Neuroscience Bulletin，2014，30（5）：823-837.

9.Ferreira JJ，Katzenschlager R，Bloem BR，et al.Summary of the recommendations of the EFNS/MDS-ES review on therapeutic management of Parkinson's disease.Eur J Neurol，2013，20（1）：5-15.

10. 中国帕金森病脑深部电刺激疗法专家组 . 中国帕金森病脑深部电刺激疗法专家共识 . 中华神经外科杂志，2012，28（8）：855-857.

11.Lozano AM，Hallett M.Deep brain stimulation for Parkinson's disease-patient selection.Brain Stimulation：Handbook of Clinical Neurology，2013，116：97.

12.Okun MS，Gallo BV，Mandybur G，et al.Subthalamic deep brain stimulation with a constant-current device in Parkinson's disease：an open-label randomised controlled trial.Lancet Neurol，2012，11（2）：140-149.

13.Odekerken VJ，n Laar T，Staal MJ，et al.Subthalamic nucleus versus globus pallidus bilateral deep brain stimulation for advanced Parkinson's disease（NSTAPS study）：a randomised controlled trial.Lancet Neurol，2013，12（1）：37-44.

14.Schuepbach WM，Rau J，Knudsen K，et al.Neurostimulation for Parkinson's disease with early motor complications.N Engl J Med，2013，368（7）：610-622.

15.Odekerken VJ，Boel JA，Schmand BA，et al.GPi vs STN deep brain stimulation for Parkinson disease：Three-year follow-up.Neurology，2016，86（8）：755.

16.Macleod AD，Taylor KS，Counsell CE.Mortality in Parkinson's disease：a systematic review and Meta-analysis.Mov Disord，2014，29（13）：1615-1622.

17.Deuschl G，Schüpbach M，Knudsen K，et al.Stimulation of the subthalamic nucleus at an earlier disease stage of Parkinson's disease：concept and standards of the EARLYSTIM-study.Parkinsonism Relat Disord，2013，19（1）：56-61.

18.Kordower JH，Olanow CW，Dodiya HB，et al.Disease duration and the integrity of the nigrostriatal system in Parkinson's disease.Brain，2013，136（Pt 8）：2419-2431.

19.Deuschl G，Agid Y.Subthalamic neurostimulation for Parkinson's disease with early fluctuations：balancing the risks and benefits.Lancet Neurol，2013，12（10）：1025-1034.

20.Castrioto A，Volkmann J，Krack P.Postoperative management of deep brain stimulation in Parkinson's disease.Handb Clin Neurol，2013，116：129-146.

21. 赵学敏，刘阳，孟凡刚 . 丘脑底核解剖学及相关研究的进展 . 中华神经外科杂志，2016，32（3）：304-306.

22.Benarroch EE.Pedunculopontine nucleus： functional organization and clinical implications.Neurology，2013，80（12）：1148-1155.

23.Golestanirad L，Elahi B，Graham SJ，et al. Efficacy and safety of pedunculopontine nuclei（PPN）deep brain stimulation in the treatment of gait disorders：a Meta-Analysis of clinical studies.Canadian Journal of Neurological Sciences，2016，43（1）：120.

24.Khan S，ill SS，Mooney L，et al.Combined pedunculopontine-subthalamic stimulation in Parkinson disease.Neurology，2012，78（14）：1090-1095.

25.Mestre TA，Sidiropoulos C，Hamani C，et al.Long-term double-blinded unilateral pedunculopontine area stimulation in Parkinson's disease.Movement Disorders，2016，31（10）：1570-1574.

26.Nosko D，Ferraye MU，Fraix V，et al.Low-frequency versus high-frequency stimulation of the pedunculopontine nucleus area in Parkinson's disease：a randomised controlled trial. Journal of Neurology Neurosurgery & Psychiatry，2015，86（6）：674-679.

27.Velasco F，Llanos S，Avila-Rodriguez MA，et al.Metabolic changes induced by electrical stimulation of prelemniscal radiations for the treatment of Parkinson disease. Stereotactic & Functional Neurosurgery，2015，93（5）：333-341.

28.Velasco F，Carrillo Ruiz JD，et al.Unilateral stimulation of prelemniscal radiations for the treatment of acral symptoms of parkinson's disease：long-term results. Neuromodulation，2016，19（4）：357-364.

29. 苏东宁，冯涛 . 脑深部电刺激中电极调控区域的影响因素 . 中华神经医学杂志，2016，15（12）：1290-1293.

30.Picillo M，zano AM，Kou N，et al.Programming deep brain stimulation for Parkinson's disease：the toronto western hospital algorithms. Brain Stimulation，2016，9（3）：425-437.

31.Castrioto A，Volkmann J，Krack P.Postoperative management of deep brain stimulation in Parkinson's disease.Handb Clin Neurol，2013，116：129-146.

（苏东宁　陈惠敏　李芳菲　整理）

帕金森病脑深部电刺激术后的药物治疗

DBS 作为一种成熟的神经调控技术，已经成为治疗进展期 PD 的重要方法之一。DBS 术后药物治疗是 DBS 手术成功治疗 PD 的重要方面。由于目前仍缺少 DBS 术后的药物治疗指南以及相应的试验研究，医师仍依据各自的用药习惯及未接受手术治疗患者的用药原则进行 DBS 术后的药物调整。为了充分发挥 DBS 技术治疗 PD 的优势，避免潜在的不良反应，提高患者的生活质量，在 DBS 术后的长期管理中需注意多重方面：①神经外科、神经内科、精神科、康复科、专科护理团队、脑起搏器工程师等应加强协作；②注意脑起搏器程控与抗帕金森病药物的协作和相互影响；③ DBS 术后与 DBS 术前的治疗原则的一致性和特殊性；④ DBS 术后潜在不良反应的监测和及时处理；⑤随访监测进展期 PD 的非运动症状并及时处理。

49. 脑深部电刺激术后不同阶段的药物治疗选择

DBS 术后可包括术后早期阶段（围术期、开机前期），也包括长期随访阶段（开机后期）。DBS 手术后围手术期（术后 1 周内）包括术后当天至术后 1 周。DBS 术后当天应在患者麻醉苏醒后尽快恢复术前服用的复方多巴。药物剂量需根据患者术前情况决定。由于 DBS 电极植入后的微毁损效应，建议适当减少复方多巴剂量；对于术前有异动症的患者，应减少复方多巴剂量；对术前 PD 运动症状显著的患者，可以维持术前复方多巴的药物剂量。由于术后近期可能出现谵妄、嗜睡、精神症状恶化等风险，对于复方多巴以外的其他抗帕金森病药物，如果不是术前控制运动障碍的主要药物，可以暂停以避免相应的不良反应。

DBS 术后开机前期（1～4 周期间），手术电极的微毁损效应逐渐消退，抗帕金森病药物可逐渐恢复到接近术前用药方案。建议此时仍以复方多巴为主（特别是对于 70 岁以上高龄 PD 患者、术前有轻度认知障碍或者神经精神症状患者），震颤为主的 PD 患者除外。抗帕金森病药物的左旋多巴等效剂量应接近术前。对于术前有异动或者术后继续异动，可考虑减少左旋多巴等效剂量；对于术前及术后剂末现象严重的 PD 患者，可以考虑适度增加左旋多巴等效剂量或者其他抗帕金森病药物。

DBS 开机后长期治疗期间，在应用常规 DBS 参数后根据患者运动障碍和非运动障碍症状程度，决定抗帕金森病药物的种类和剂量。如果常规 DBS 参数已经可以比较充分控制 PD 症状、患者可维持较好的生活质量、无显著 DBS 直接相关并发症，可以逐渐减少抗帕金森病药物。如果 DBS 参数达到常用参数范围的上限（继续提高参数可能显著增加耗电等，可充电式 DBS 除外）或者由于 DBS 相关不良反应不能提高 DBS 参数，可以考虑在 DBS 程控达到稳定状态后，调整抗帕金森病药物。服用抗帕金森病药物的种类和剂量应参考患者年龄、职业和生活需求、术后的运动症状、非运动症状（特别是认知状态和直立性低血压等）以及运动并发症等因素综合分析。通常 STN-DBS 术后 LEDD 可减少 30% ～ 50%。

由于脑起搏器是通过神经调控机制，与药物作用机制不同，因此 PD 患者接受 DBS 治疗后，用药原则与术前基本一致。因此应遵照《中国帕金森病治疗指南》，参考 MDS、ANN、EFNS 等的国际指南和推荐共识，同时需考虑 DBS 的疗效和潜在不良反应风险，系统制定和调整抗帕金森病药物。

50. 脑深部电刺激术后运动症状和运动并发症

（1）剂末现象和运动波动

运动波动和剂末现象是 PD 常见运动并发症，STN-DBS 和 Gpi-DBS 都可很好地改善运动波动和剂末现象，减少药物用量。有研究显示 STN-DBS 术后关期时间可减少 25% ～ 68%，每日

LEDD 减少 31% ～ 68%。以上数据可以为临床医师术后药物调整提供指导，但不同患者之间疗效有所差异。DBS 术后出现剂末现象和运动波动时，首先应进行参数调整，在参数充分调整并稳定的基础上进行药物调整。术后剂末现象和运动波动的用药原则与药物选择与术前类似。2014 年版《中国帕金森病治疗指南》对剂末恶化的处理方法包括以下几点：①适当增加复方多巴的服药次数；②换用控释药延长左旋多巴的作用时间；③加用长半衰期的多巴胺受体激动药，包括普拉克索、罗匹尼罗等。一种激动药疗效减退可尝试换用另一种；④加用 COMT 抑制药；⑤加用 MAO-B 抑制药，包括雷沙吉兰、司来吉兰；⑥避免左旋多巴与蛋白质同服，药物宜在餐前 1 小时或餐后 1.5 小时服用。DBS 术后"关期"肌张力障碍可得到明显改善，术后药物调整原则同术前。

（2）异动症

STN-DBS 可特异性的诱导异动症的出现（Ⅱ级证据）。因此在 DBS 的术后管理中需要警惕异动症的发生。术前有左旋多巴相关异动症病史的患者术后更易出现异动症。异动症通常在 DBS 术后的数分钟或者几小时延迟出现。因为要避免异动症的出现，DBS 刺激电压的升高也受到限制，这也局限了帕金森病相关症状的改善。对于症状不对称的 PD 患者，有时需采用单侧 STN 干预，此时在减药时要考虑到对侧可能出现运动症状的加重，注意药物剂量要与非治疗侧相适应，避免异动症的出现（Ⅱ级证据）。术后待运动症状控制后，应缓慢减少左旋多巴和多巴胺激动药的剂量以减少异动症的发生（Ⅱ级证据）。开机后长期治疗期间要注意随访，尽量维持 DBS 参数的稳定，药物管理应坚持"剂量滴定"原则。对于伴有异动症的 PD 患者，可考虑卡比多巴凝胶持续空肠输注的治疗方式。如异动症持续存在，可加用金刚烷胺治疗 9（C 级证据）。

（3）平衡障碍和步态障碍

PD 病理过程在 DBS 术后仍会继续发展，并且以轴性症状为主。平衡与步态障碍一般对左旋多巴和 STN-DBS 反应欠佳（Ⅱ级证据）。对 DBS 术后患者长期的随访提示，尽管 DBS 可改善 PD 患者运动能力，但跌倒风险的增加和步态障碍仍然存在。目前对于如何解决步态和平衡障碍的问题仍无共识。尽管在围手术期间可能减少了多巴胺能药物剂量，在开机后长期治疗期间如患者步态障碍加重，需要适当增加药物剂量；如多巴胺能药物效果仍不佳，可能需要考虑其他神经递质调控药物（Ⅱ级证据）。有报道称 STN-DBS 术后部分患者可出现冻结步态，应在减少刺激幅度同时增加复方多巴剂量（Ⅱ级证据）。对于平衡障碍的患者，在调节 DBS 参数以及药物时，要注意维持双侧肢体肌张力的对称性，同时还要考虑异动症、直立性低血压等影响患者平衡的其他因素。

51. 脑深部电刺激术后非运动症状

（1）DBS 术后认知障碍和痴呆

DBS 术后认知障碍的发生率约为 0.8% ～ 5.1%（Ⅱ-1 级证据）。认知障碍领域主要包括记忆力、信息处理、语言（流利度和命名等）、执行功能和视觉空间能力等方面。语音和语义流畅性在 DBS 术后几个月到 8 年的研究中都出现了下降的情况（Ⅱ-1 级证据）。

DBS 手术对认知功能的影响包括手术导致的微损伤及 DBS 刺激相关影响。DBS 手术靶点和电极路径中对基底节 - 丘脑 - 背侧前额叶环路的损伤可能损伤到认知功能。手术电极路径造成尾状核头部缺损也会造成工作记忆和整体认知功能的下降（Ⅱ-3 级证据）。手术的靶点影响，与 GPi-DBS 相比 STN-DBS 与多项认知功能下降有关（Ⅰ级证据）。DBS 调控因素中相比于低频刺激，高频刺激会引起语言流利度的显著降低（Ⅰ级证据）。

应对 DBS 术后患者进行定期的系统认知评估（Ⅲ级证据）。包括在 DBS 开机和关机 2 种状态下的评估，主要应用不同的量表完成。

DBS 术后认知障碍患者，应考虑调整刺激靶点和刺激参数。更精准的调整刺激位点可有助于改善患者的认知情况（Ⅲ级证据），可尝试低频刺激。目前 PD 患者在 DBS 术后出现认知障碍的药物治疗尚缺乏研究，一般认为与未进行 DBS 术的治疗相同。

对于术后 PDD 可服用的药物包括：①胆碱酯酶抑制药、雷沙吉兰和多奈哌齐（Ⅰ级证据）：目前证据最强的药物（Ⅰ级证据）；②美金刚（Memantine）（Ⅰ级证据）。

（2）抑郁、焦虑和淡漠

STN-DBS 术后 LEDD 通常减少 30% ～ 50%，Meta 分析中剂量减少 56%。以淡漠、抑郁、焦虑为主要特点的非运动性多巴撤药综合征是 STN-DBS 术后多巴药物治疗剂量减少后发生的一项常见的不良事件。

淡漠是 DBS 术后最常见的不良反应之一。淡漠的发生与术前非运动症状波动、焦虑、年轻患者、中脑边缘系统变性具有相关性，术前非运动症状严重和冲动控制障碍患者在 DBS 术后比较常见淡漠。对 DBS 术后淡漠，可使用选择性 D_2/D_3 受体激动药（如吡贝地尔）改善症状（Ⅱ级证据）。

目前对于抑郁是否是 DBS 术后常见的不良反应仍存在争议，有些研究认为 GPi-DBS 术后抑郁可以得到改善，有些研究却认为 DBS 术后抑郁会恶化。术后抑郁发生的危险因素包括术前抑郁病史、快速或者过多的多巴胺能药物撤退、难以适应手术带来的生活改变等。DBS 术后发生抑郁时可增加左旋多巴剂量，使用具有改善情绪作用的多巴胺受体激动药（普拉克索）。当左旋多巴和多巴受胺体激动药无效时，应考虑抗抑郁药物和心理治疗（Ⅲ级证据）。高频刺激会出现急性抑郁状态，一旦发生应该立即重新程控（Ⅲ级证据）。

焦虑常在 PD "关期"出现，其发生可能与其躯体症状有关，STN-DBS 术后运动症状得到改善，可改善焦虑症状（Ⅲ级证据）。DBS 术后焦虑的治疗应根据 PD 合并焦虑的治疗原则。苯二氮䓬类药物是常用的镇静药，但要注意其不良反应，如认知损害、跌倒等。SSRIs 类的药物也可用于抗焦虑治疗。

（3）幻觉和精神症状

DBS 相关的精神症状常见于 STN-DBS，包括术后与开机相关的急性精神障碍和 DBS 长期刺激或与疾病进展相关的慢性精神障碍。

术后与开机相关的急性精神障碍常于术后、首次开机或快速上调参数时出现，以躁狂症状最为常见，可见于 1% ～ 36% 的患者。躁狂常常在数周至数月后自发缓解。过低的刺激位点可能刺激 STN 边缘区，引起基底节 - 边缘系统的功能异常；也发现可能与刺激黑质、引起边缘系统激活有关，但目前确切机制尚不明确。对于术后或开机后的急性精神障碍时应首先完善急诊头颅 CT 或 MRI 排除急性缺血或出血事件，完善化验检查排除电解质紊乱、酸碱平衡失调等其他诱因，必要时腰椎穿刺排除颅内感染。同时通过影像判断靶点位置。排除其他原因所致的急性精神障碍后，评估患者精神症状严重程度，轻症患者可暂缓药物治疗、密切随访。对中重度躁狂患者可尝试调整刺激靶点、减小刺激参数。程控治疗无效的精神症状较重的患者，可缓慢减少抗帕金森病药物；症状仍不能控制可予以非典型抗精神药物治疗（B级推荐）。多数患者 1 年内可缓解。术后一过性幻觉可通过减少抗帕金森病药物、降低程控参数改善和应用抗精神病药物（氯氮平、喹硫平）控制（B 级推荐）。

52. 脑深部电刺激相关的远期慢性精神障碍可能与 DBS 长期刺激、病程进展相关

（1）幻觉是最常见的远期精神症状

一项前瞻性研究发现 STN-DBS 术后 3 个月内无幻觉出现，5 年内 10% 患者出现幻觉。目前对于 DBS 增加远期幻觉风险的机制尚无定论，可能与 STN 核团边缘亚区的刺激有关，也可能与 DBS 相关的皮质区域（颞下回）异常激活有关。DBS 术后远期，患者出现幻觉时首先调整抗帕金森病药物，避免使用安坦、金刚烷胺、多巴胺受体激动药等可能加重幻觉的药物，病情允许情况下减少复方多巴剂量，可适当下调刺激参数。若通过调整抗帕金森病药物治疗后精神症状仍控制不佳，或调整药物后运动症状恶化难以耐受，可予以喹硫平、氯氮平抗精神病药物治疗（A级推荐）。氯氮平潜在不良反应较大，需警惕白细胞减少、心肌炎等情况，需定期监测血常规和心肌酶标志物、超声心动等。奥氮平、利培酮可能加重 PD 症状，应避免使用。60% 存在幻觉的

术后 PD 患者同时存在痴呆，痴呆与幻觉常同时存在且存在相关的生理病理联系，因此，存在幻觉的 DBS 术后 PD 患者需评价认知功能，必要时予以胆碱脂酶抑制药治疗（B 级推荐）。

（2）睡眠障碍

STN-DBS 显著改善 PD 患者睡眠质量，减少夜间和晨起肌张力障碍，改善夜间活动度，增加睡眠效率和持续睡眠时间。STN-DBS 可增加慢波睡眠时间和快速动眼睡眠期，但对睡眠周期无影响。在 2 年的随访研究中，STN-DBS 术后患者总的睡眠时间延长，同时与运动迟缓的症状改善相关。STN-DBS 术后抗帕金森病药物的减少，尤其是多巴胺受体激动药剂量的减少可改善 EDS 的情况。但是，STN-DNS 不能改善快速动眼期睡眠行为异常、周期性腿动。GPi-DBS 也可改善夜间睡眠和 EDS，而 Vim-DBS 对睡眠无改善作用。

当患者术后新发睡眠障碍时，需评估患者精神情绪状态、认知状态，检查有无焦虑、抑郁情绪、精神障碍、系统性疾病等其他原因所致睡眠异常，若存在上述情况，则相应进行针对性的干预。若患者术后表现为 RBD 症状加重，可小剂量增加多巴胺受体激动药或复方左旋多巴制剂（B 级推荐），同时评估患者增加药物后的风险和获益（如异动症、幻觉、冲动行为障碍的风险等），必要时减小刺激参数；若不能耐受增加多巴胺受体激动药剂量，可予以氯硝西泮治疗（B 级推荐）。

（3）直立性低血压

DBS 与直立性低血压相关性研究主要是 STN 深度电刺激。STN-DBS 可增加 PD 患者外周血管阻力和反射敏感性以维持血压，进而改善 PD 合并的直立性低血压。手术前后左旋多巴剂量与自主神经功能失调也呈正相关（Ⅱ-1 级证据）。因此，STN-DBS 可特异性对自主神经功能起效而不影响心脏自主神经功能，术后左旋多巴使用剂量需谨慎，避免对自主神经起负性作用。屈昔多巴逐渐成为治疗 PD 直立性低血压有效药物，FDA 推荐剂量为 100mg，3 次 / 日（Ⅰ级证据）。

（4）排便和排尿障碍

STN-DBS 可改善尿动力参数，延迟排尿冲动，增加膀胱储存能力。抗毒蕈碱药物是膀胱刺激征患者一线药物，但容易导致患者便秘、口腔干燥，尤其是认知功能下降 PD 患者需谨慎使用。β- 肾上腺素能受体激动药因对中枢认知功能影响较小而前景良好。去氨加压素对夜间多尿 PD 患者有效（Ⅱ-2 级证据）。

胃肠功能失调（胃蠕动障碍、便秘、肛门直肠功能障碍、胃排空延迟，甚至胃轻瘫）在 PD 进程各个阶段可达 100% 出现，严重影响患者生活质量，与 α- 突触核蛋白聚集于肠肌层神经元可能相关。应用肛门括约肌肌电图研究发现 STN-DBS 术后 PD 患者胃肠蠕动及胃肠活动明显改善，排便困难改善效果显著。针对便秘患者优化 PD 治疗，调整饮食、液体摄入量、锻炼腹部和盆底肌肉，增加活动量，适度减少多巴胺类药物和增加促胃肠动力药物多潘立酮。若因多巴胺类药物导致便秘恶化，可服用渗透性轻泻药（聚乙二醇3350、亚麻籽、聚乙烯乙二醇），鸟苷酸环化酶C受体激动药，5-HT4受体激动剂，促分泌和氯离子通道激活药，乙酰胆碱酯酶抑制药（Ⅲ级证据）。

（5）疼痛

DBS在改善帕PD患者运动症状的同时也可改善疼痛。丘脑底核刺激术和苍白球内部刺激术均可缓解PD患者剂末肌张力障碍引起的疼痛有效。DBS对PD疼痛的效果也取决于原有疼痛的原因和机制（Ⅳ级证据）。目前仍不清楚何种类型的疼痛对DBS反应更好。没有证据显示术前对左旋多巴的反应性可以预测STN-DBS缓解PD患者疼痛的程度，也没有证据说明运动症状在术后改善的程度和术后疼痛缓解的程度相关（Ⅳ级证据）。因此针对术后仍伴有疼痛的PD患者可根据其类型进行处理。

针对骨骼肌肉痛的治疗主要是对因治疗，尽可能恢复或保留活动能力，预防挛缩畸形。多巴胺能药物可缓解由于僵硬所致的骨骼肌肉痛，非甾体抗炎药、阿片制剂、镇痛药、抗抑郁药物及调节5-HT和去甲肾上腺素通路的药物也可能对缓解疼痛有效，合理的锻炼及理疗、积极做被动运动可预防挛缩畸形引起的疼痛（Ⅳ级证据，C级推荐）。

针对神经根型疼痛，药物治疗包括小剂量抗抑郁药（如三环类或 SSRIs）、抗惊厥药物（如普瑞巴林或加巴喷丁）、阿片类镇痛药（如吗啡或可待因）、非甾体类抗炎药（如布洛芬）；非药物治疗措施主要是避免不良姿势和物理治疗，必要时需要减压手术。（Ⅳ级证据，C 级推荐）

针对肌张力障碍性疼痛的治疗，主要通过调整多巴胺能药物的剂量及频次。剂末肌张力障碍的治疗主要是通过调整用药来减少剂末恶化时间，增加长效型多巴胺增效药或 COMT 抑制药剂量通常是首选，增加短效左旋多巴的频次或加用左旋多巴缓释药型也可有效，肉毒素注射可缓解局部肌张力障碍（Ⅳ级证据，C 级推荐）。

针对剂峰肌张力障碍的治疗，主要通过减少多巴胺能药物用量，首先减少多巴胺增效药如 MAO-B 抑制药、COMT 抑制药及多巴胺受体激动药的剂量和用药频次，减少左旋多巴用量可能有效，但是会加重剂末恶化，对于这类非炎性疼痛非甾体抗炎药作用可能不大（Ⅳ级证据，C 级推荐）。

对于中枢性疼痛，接受镇痛药治疗的患者较少，对多巴胺药物治疗反应尚存在争议。一个小样本研究发现，度洛西汀可能对中枢神经痛有效（Ⅳ级证据，C 级推荐）。

参考文献

1.Deuschl G，Paschen S，Witt K. Clinical outcome of deep brain stimulation for

Parkinson's disease. Handbook of Clinical Neurology，2013，116：107-128.

2.Okun MS，Gallo BV，Mandybur G，et al. Subthalamic deep brain stimulation with a constant-current device in Parkinson's disease：an open-label randomised controlled trial. Lancet Neurology，2012，11（2）：140-149.

3.Deuschl G，Agid Y.Subthalamic neurostimulation for Parkinson's disease with early fluctuations：balancing the risks and benefits. Lancet Neurology，2013，12（10）：1025-1034.

4.中华医学会神经病学分会帕金森病及运动障碍学组.中国帕金森病治疗指南：第三版.中华神经科杂志，2014，（47）6：428-433.

5.Fasano A，Aquino CC，Krauss JK，et al. Axial disability and deep brain stimulation in patients with Parkinson disease. Nature Reviews Neurology，2015，11（2）：98-110.

6.Li D，Cao C，Zhang J，et al.Subthalamic nucleus deep brain stimulation for Parkinson's disease：8 years of follow-up. Translational Neurodegeneration，2013，2（1）：11.

7.Schlenstedt C，Shalash A，Muthuraman M，et al.Effect of high-frequency subthalamic neurostimulation on gait and freezing of gait in Parkinson's disease：a systematic review and Meta-analysis. European Journal of Neurology，2016，24（1）：18.

8.Odin P，Ray CK，Slevin JT，et al.Collective physician perspectives on non-oral medication approaches for the management of clinically relevant unresolved issues in Parkinson's disease：consensus from an international survey and discussion program. Parkinsonism & Related Disorders，2015，21（10）：1133-1144.

中
国
医
学
临
床
百
家

9.Fasano A, Appel-Cresswell S, Jog M, et al.medical Management of Parkinson's disease after initiation of deep brain stimulation. Canadian Journal of Neurological Sciences, 2016, 43 (5): 626-634.

10.Antonini A, Odin P, Opiano L, et al.Effect and safety of duodenal levodopa infusion in advanced Parkinson's disease: a retrospective multicenter outcome assessment in patient routine care. Journal of Neural Transmission, 2013, 120 (11): 1553-1558.

11.Bouwyn JP, Derrey S, Lefaucheur R, et al.Age limits for deep brain stimulation of subthalamic nuclei in Parkinson's disease. Journal of Parkinsons Disease, 2016, 6 (2): 393-400.

12.Smeding HM, Speelman JD, Huizenga HM, et al.Predictors of cognitive and psychosocial outcome after STN DBS in Parkinson Disease. J Neurol Psychiatry, 2011, 82 (7): 754-760.

13.Kim HJ, Jeon BS, Paek SH, et al. Long-term cognitive outcome of bilateral subthalamic deep brain stimulation in Parkinson's disease. Journal of Neurology, 2014, 261 (6): 1090-1096.

14.Tramontana MG, Molinari AL, Konrad PE, et al.Neuropsychological effects of deep brain stimulation in subjects with early stage Parkinson's disease in a randomized clinical trial. Journal of Parkinsons Disease, 2015, 5 (1): 151-163.

15.Wu B, Han L, Sun BM, et al.Influence of deep brain stimulation of the subthalamic nucleus on cognitive function in patients with Parkinson's disease.

Neuroscience Bulletin，2014，30（1）：153-161.

16.Witt K，Granert O，Daniels C，et al.Relation of lead trajectory and electrode position to neuropsychological outcomes of subthalamic neurostimulation in Parkinson's disease：results from a randomized trial.Brain，2013，136（7）：2109-2019.

17.Wang JW，Zhang YQ，Zhang XH，et al.Cognitive and psychiatric effects of STN versus GPi deep brain stimulation in Parkinson's disease：a meta-analysis of randomized controlled trials. Plos One，2016，11（6）：e0156721.

18.Fagundes VC，Rieder CR，da Cruz AN，et al.Deep brain stimulation frequency of the subthalamic nucleus affects phonemic and action fluency in Parkinson's disease. Parkinsons Dis，2016，2016（2）：1-9.

19.Witt K，Granert O，Daniels C，et al.Relation of lead trajectory and electrode position to neuropsychological outcomes of subthalamic neurostimulation in Parkinson's disease：results from a randomized trial. Brain，2013，136（7）：2109-2119.

20.赵学敏，刘阳，孟凡刚．丘脑底核解剖学及相关研究的进展．中华神经外科杂志，2016，32（3）：304-306.

21.Hanagasi HA.The effects of rasagiline on cognitive deficits in Parkinson's disease patients without dementia：a randomized，double-blind，placebo-controlled，multicenter study. Mov Disord，2015，30（7）：1851-1858.

22.Dubois B，Tolosa E，Katzenschlager R，et al.Donepezil in Parkinson's disease dementia：a randomized，double-blind efficacy and safety study. Movement Disorders，2012，27（10）：1230-1238.

中国医学临床百家

23.Athauda D, Foltynie T.The ongoing pursuit of neuroprotective therapies in Parkinson disease. Nature Reviews Neurology, 2015, 11 (1): 25-40.

24.Wang HF, Yu JT, Tang SW, et al.Efficacy and safety of cholinesterase inhibitors and memantine in cognitive impairment in Parkinson's disease, Parkinson's disease dementia, and dementia with Lewy bodies: systematic review with Meta-analysis and trial sequential analysis. Journal of Neurology Neurosurgery & Psychiatry, 2015, 86 (2): 135-143.

25.Connolly BS, Lang AE.Pharmacological treatment of Parkinson disease: a review. JAMA, 2014, 311 (16): 1670-1683.

26.Okun MS, Gallo BV, Mandybur G, et al.Subthalamic deep brain stimulation with a constant-current device in Parkinson's disease: an open-label randomised controlled trial. Lancet Neurology, 2012, 11 (2): 140-149.

27.Kim HJ, Jeon BS, Sun HP. Nonmotor symptoms and subthalamic deep brain stimulation in Parkinson's disease. Journal of Movement Disorders, 2015, 8 (2): 83-91.

28.Lhommée E, Klinger H, Thobois S, et al. Subthalamic stimulation in Parkinson's disease: restoring the balance of motivated behaviours. Brain, 2012, 135 (5): 1463-1477.

29.Thobois S, Lhommée E, Klinger H, et al. Parkinsonian apathy responds to dopaminergic stimulation of D2/D3 receptors with piribedil. Brain, 2013, 136 (5): 1568-1577.

30.Pondal M, Marras C, Miyasaki J, et al.Clinical features of dopamine agonist

withdrawal syndrome in a movement disorders clinic. J Neurol Psychiatry, 2013, 84 (2):
130-135.

31.Tan ZG, Zhou Q, Huang T, et al.Efficacies of globus pallidus stimulation and subthalamic nucleus stimulation for advanced Parkinson's disease: a Meta-analysis of randomized controlled trials.Clin Interv Aging. 2016, 21 (11): 777-786.

32.Couto MI, Monteiro A, Oliveira A, et al.Depression and anxiety following deep brain stimulation in Parkinson's disease: systematic review and Meta-analysis. Acta Med Port, 2014, 27 (3): 372-382.

33.Merola A, Zibetti M, Angrisano S, et al.Parkinson's disease progression at 30 years: a study of subthalamic deep brain-stimulated patients. Brain, 2011, 134 (7): 2074-2084.

34.Ferreira J J, Katzenschlager R, Bloem BR, et al. Summary of the recommendations of the EFNS/MDS-ES review on therapeutic management of Parkinson's disease. European Journal of Neurology, 2013, 20 (1): 5-15.

35.Trachani E, Constantoyannis C, Sakellaropoulos GC, et al.Heart rate variability in Parkinson's disease unaffected by deep brain stimulation. Acta Neurologica Scandinavica, 2012, 126 (1): 56-61.

36.Wu CK, Hohler AD.Management of orthostatic hypotension in patients with Parkinson's disease. Practical Neurology, 2014, 15 (2): 100.

37.Tateno F, Sakakibara R, Nagao T, et al.Deep Brain Stimulation Ameliorates Postural Hypotension in Parkinson's Disease.J Am Geriatr Soc, 2015, 63 (10): 2186-

2189.

38.Pursiainen V, Lyytinen J, Pekkonen E. Effect of duodenal levodopa infusion on blood pressure and sweating. Acta Neurologica Scandinavica, 2012, 126 (4): e20-24.

39.Pellegrini C, Antonioli L, Colucci R, et al.Gastric motor dysfunctions in Parkinson's disease: Current pre-clinical evidence. Parkinsonism Relat Disord, 2015, 21 (12): 1407-1414.

40.Krygowska-Wajs A, Furgala A, Gorecka-Mazur A, et al.The effect of subthalamic deep brain stimulation on gastric motility in Parkinson's disease. Parkinsonism Relat Disord, 2016, 26: 35-40.

41.Makhnev SO.Levin OS.Clinical variants of pain syndromes in patients with Parkinson's disease. Zhurnal Nevrol Psikhiatri Imeni Ss korsakova, 113 (7 Pt 2): 39-44.

42.Broen M P G, Braaksma M M, Patijn J, et al. Prevalence of pain in Parkinson's disease: a systematic review using the modified QUADAS tool. Movement Disorders Official Journal of the Movement Disorder Society, 2012, 27 (4): 480.

43.Fil A, Cano-De-La-Cuerda R, Muñoz-Hellín E, et al.Pain in Parkinson disease: a review of the literature. Parkinsonism Relat Disord, 2013, 19 (3): 285-294.

44.Greenbaum L, Tegeder I, Barhum Y, et al. Contribution of genetic variants to pain susceptibility in Parkinson disease. European Journal of Pain, 2012, 16 (9): 1243-1250.

45.Oshima H, Katayama Y, Morishita T, et al.Subthalamic nucleus stimulation

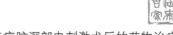
for attenuation of pain related to Parkinson disease. Journal of Neurosurgery, 2012, 116 (1): 99-106.

46.Dellapina E, Ory-Magne F, Regragui W, et al.Effect of subthalamic deep brain stimulation on pain in Parkinson's disease. Pain, 2012, 153 (11): 2267-2273.

47.Ford B. Pain in Parkinson's disease. Mov Disord, 2010, 25 (S1): 98-103.

48.Rana AQ, Kabir A, Jesudasan M, et al.Pain in Parkinson's disease: analysis and literature review. Clin Neurol Neurosurg, 2013, 115 (11): 2313-2317.

49.Cury RG, Galhardoni R, Fonoff ET, et al.Effects of deep brain stimulation on pain and other nonmotor symptoms in Parkinson disease. Neurology, 2014, 83 (16): 1403.

重复经颅磁刺激治疗帕金森病

53. 经颅磁刺激治疗帕金森病的机制

TMS 是一项无痛、无创，操作性强、使用安全的技术，具有非侵入、穿透颅骨不衰减的特性。美国食品和药品监督管理局已经批准了 2 种 TMS 仪器用于精神疾病的治疗，在神经病学领域，TMS 仪器和定位系统已被 FDA 批准用于术前对运动区和语言区域的定位，目前已形成研究的热点趋势。

（1）TMS 的电生理作用

1）D 波和 I 波：D 波是皮质脊髓束轴索直接刺激后产生的波。I 波则是非直接的，反应来自各种皮质神经元突触活动，也可能包含了神经元间的电活动，如中间神经元。通常认为，大脑皮质的椎体束的 Ⅱ、Ⅲ、Ⅴ 层，以及 GABA 能抑制中间神经元，是大脑皮质信号输入和输出的必备条件，而 TMS 可以干预 GABA 能神经元。

2）单个刺激：运动诱发电位（motor evoked potential, MEP）。1980 年 Merton 和 Morton 发现经头皮高压电刺激人大脑运动皮质区可以诱发对应支配区的肌肉收缩。影响 MEP 形态的 3 大机制：①脊髓运动神经元被激活的数量；②刺激后产生多于一次放电的运动神经元数量；③ TMS 引起的运动神经元放电的同步性。

3）成对刺激

①同侧大脑半球成对刺激：短间隔同侧大脑半球刺激（short-interval intracortical inhibition，SICI）：阈下刺激（90% AMT）后给予阈上刺激（如 120% RMT），以 0.17 ～ 5Hz 的频率重复刺激，总共给予 80 对成对刺激。阈上刺激包括条件刺激和实验刺激，两者间隔 1 ～ 6ms。长间隔同侧大脑半球刺激（long-interval intracortical inhibition，LICI）：阈上刺激后间隔 50 ～ 200ms 给予阈上刺激，起了易化的作用。

②双侧大脑半球的成对刺激：在两侧大脑半球，以一定的时间间隔，成对刺激相应大脑半球的区域。通常，两侧刺激间隔时间为 6 ～ 30ms 时形成抑制效应，可能为经胼胝体抑制，避免对侧镜。

③外周神经＋大脑相应区域的成对刺激：成对关联刺激（paired associative stimulation，PAS）：是基于感觉运动回路中外

周感觉的生理信息对中枢运动神经的精细调节和时序依赖性可塑性机制提出的一种低频联合刺激模式。磁场刺激头部的运动皮质与电刺激对侧外周手腕的正中神经或尺神经配对组成关联刺激，先刺激前臂外周神经，间隔 25ms 成对刺激对侧支配手部运动的大脑皮质，可增加皮质兴奋性，诱导长时程增强（long-term Potentiation，LTP）反过来，先刺激中枢皮质运动区，再刺激外周神经，或改变刺激间歇，把刺激间隙设为 10ms 时，可使神经兴奋降低，导致神经功能抑制，发生 LTD。

4）重复经颅磁刺激

①模式化重复刺激（patterned repetitive transcranial magnetic stimulation，prTMS）：prTMS 是以频率固定单脉冲，固定刺激时间和固定刺激间歇的重复模式进行刺激。

②爆发式刺激（theta burst stimulation，TBS）：特征是每丛 3 个脉冲，丛内频率为 50Hz，丛间频率为 5Hz. 海马和皮质回路在处理学习、运动、记忆信息的过程中常出现内源性振荡 5Hz）频率，并以丛状波的形式出现。TBS 模拟这种自然电生理活动的独特刺激方式，调节刺激时间和间歇时间。

③四联脉冲式经颅磁刺激（quadri pulse TMS，qTMS，QPS）：以 4 个脉冲为一丛，当 ISI 在 1.5 ～ 10ms（776 ～ 100Hz）时，出现突触易化效应，产生 LTP；如果 ISI ≥ 30ms，则产生相反的结果。这种刺激模式需要 4 台 TMS 仪器，轮流组合输出。

④ TMS 频率的作用：一般认为 ≤ 1Hz 的 rTMS 产生抑制作用，而 ≥ 5Hz 的 rTMS 产生兴奋作用。可能为 1Hz 以下的频率更接近于 δ 波，也就是我们深睡眠时大脑细胞产生的节律；而 5Hz 以上的频率更接近于清醒状态下的 α 波。EEG 和 MEG 的记录到的节律信号来自大脑的不同活动状态，包括感知信息、信息处理和信息输出（也就是运动）。不同性质的神经元同步电活动是节律产生的一个原因，这可以发生在一个区域的神经元细胞，也可以发生在一个由广泛网络连接的长距离间隔的区域。另一个大脑节律活动的特征是它的频率，不同的频率不同的功能，如 γ 频率（30 ~ 100Hz）被认为与视觉记忆中的分类信息和储存有关。 额叶上一长段的 γ 节律可能为维持觉醒状态的信息通路形成的特异性脑电信号。而 θ 波（4 ~ 8Hz）和 α 波（8 ~ 14Hz）则与不同区域之间的、远隔部位之间的互相作用有关，是高级区域对下级区域的指令，或者可能为不同阶段认知活动的整合，通过将不同频率段连接在一起，除此之外还与区域内的信息处理过程有关。额叶中线的 θ 波活动与工作记忆的维持有关，主要为记忆片段编码和再取，以及情绪管理。α 节律（8 ~ 14Hz）过去被认为是大脑的一种皮质闲置状态，可以被视觉和运动所抑制。现在，越来越多的证据表明 α 波的作用远多于背景节律－即大脑皮质的闲置状态，使用 TMS 来重启大脑节律，即用 α 节律刺激，那么刺激前的节律将被修正为 α 频率，从而增强信息的接收，不论是

刺激时还是刺激后即刻，确实这样的因果关系证据被行为学测试证实了。额叶 α 节律则被证实与解决问题的直觉有关。rTMS 不同频率的刺激显示出特征性的调节过程，在一项最新的研究中，Klimesch 等对 α 频率的个体分别刺激额叶和顶叶，然后即刻做视觉空间测试（包括视觉想象和记忆的心理旋转测试），刺激频率影响了测试结果。大脑的不同节律将成为不同认知活动的表现，不仅仅是接收信息。

（2）TMS 对代谢的作用

TMS 除了对神经元的电活动产生影响，对神经递质亦存在作用。TMS 对神经递质的改变：高频调节突触后膜 NMDA 受体，Ca^{2+} 释放增加，引起 LTP。并引起下游的酶的改变，增加突触连接的稳固性。也增加了突触后膜上氨甲基膦酸（aminomethyl phosphonic acid，AMPA）受体对谷氨酸的敏感性。

1）TMS 最初的影响是神经递质的改变，包括 NMDA 受体、AMPA 受体等，改变了钙离子的流动，引起酶的变化，使得突触连接发生变化。

2）进一步的变化为蛋白的改变和基因改变，持续数小时 / 天 / 周。

（3）TMS 引起血流动力学改变

1）TMS 刺激部位血流动力学的变化：多项研究显示阈上刺激可以使得 M1 区的血流速度增快，代谢增高以及 fMRI

上 BOLD 增高，而对侧大脑半球区域区域性脑血流（regional cerebral blood flow，rCBF）减低。对于阈下的 TMS 刺激，既能造成 rCBF 增高也能造成 rCBF 减低，代谢和 BOLD 信号的变化则取决于刺激频率。

需要指出的是大部分情况下神经元活动与血流动力学、氧耗正相关，但也存在神经元活动可能与局部的血流动力学不一致的时候，比如，癫痫和抑郁产生的复杂的不典型的大脑生理反应不适用于神经血供一致的模式。而且，氧含量降低可能是导致神经元抑制的原因而不是结果，正常神经元细胞可能会因低氧而活动受限。TMS 刺激神经元后持续存在神经元、血流动力学的改变，并且与 TMS 刺激的时程和频率相关，1Hz rTMS 能在 M1 刺激区产生刺激强度依赖的 rCBF 增高似乎无法与该处神经元兴奋性抑制的效果相一致，这可能是因为基础活动低，运动皮质休息状态下每一次刺激引起的兴奋将抵消任何引起的兴奋性抑制的效果，导致 rCBF 增高。

2）TMS 表现出刺激远隔部位的血流动力学变化：有趣的是一些研究发现刺激初级运动皮质区域，在对侧大脑半球的相同区域也产生了相应的变化。刺激频率一定时局部刺激点和远隔连接相关区域血流动力学随着刺激强度增加而增加。

（4）TMS 对脑网络的影响

重塑的机制非常复杂，根据不同的阶段各不相同，包括了突触强度的改变，突触的增长和修剪，甚至在一些已有神经环路中产生新的神经元。因此大脑可以发育为远胜于出生时的特性和能力，对周围环境做出反应。疾病或外伤可以激活许多修复途径，甚至在成熟的中枢神经系统中，包括以下方面。

1）TMS促进神经元再生：rTMS的多项研究发现可促进成熟大脑的神经元再生。目前大多数研究停留在动物实验阶段：如，连续14天给予健康大鼠25Hz rTMS可以增加海马齿状回的神经再生，脑深部TMS刺激可使得成年大鼠的海马区域的细胞再生和成熟分化，成熟大鼠黑质纹状体损害给予rTMS刺激后SVZ出现神经元再生与分化。在成人的研究也有多项结果显示rTMS可能有促进神经元再生的作用，Furtado对抑郁症患者给予rTMS治疗后测量左侧杏仁核和左侧海马的体积变化，推测可能有神经元再生。

2）TMS促进突触再生：在人体研究中，TMS是诱发长时程抑制或兴奋重塑效果的有效手段，而这些是突触改变的有力表现，并且这种兴奋性持续时间超过了刺激时间。LTP/LTD的动物实验表明有多种机制参与，可以分为2大类，即突触效应和非突触效应。①突触效应：快速重塑的机制可能是激活已经存在但是休眠的突触，或者重塑活动依赖性的突触，或使突触后神经元兴奋性发生改变。休眠的突触缺乏AMPA介导的谷氨酸能受体，因而突触前膜释放的神经递质不会引起目标神经元的快速转变。

唤醒这些休眠的突触，可能为通过添加突触后膜上 AMPA 受体，从而快速增加突触功效（图2）。②非突触效应：尽管突触机制被认为是重塑的关键，但远离突触的周围神经轴索存在的非突触机制也需要引起注意。例如，新的蛋白合成，突触再生等。

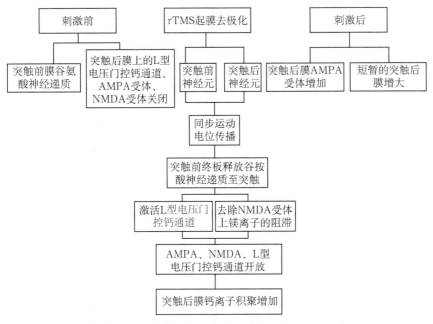

图2　rTMS 在海马兴奋型突触上引起 LTP 的机制

3）TMS 促进大脑皮质的重塑：大脑皮质区域的可塑性主要归功于突触强度的改变以及轴突生芽形成新的突触。脑结构的重组使得缺血区以前执行的功能被同侧其他脑区和对侧脑承担。Hebb 发现当神经细胞受到频繁刺激时可使相邻神经细胞突触的效能增加，从而提出脑组织重塑的概念。卒中后皮质组织重塑不但取决于损伤部位，与受损部位有结构联系的远隔区域对脑组织可塑性也至关重要。已证实，小脑、尾状核、苍白球、丘脑腹前核及内囊前肢等也参与脑组织重塑，但具体作用和详细机制还不明确。结构和功能核磁证实新技能的形成与大脑的重塑有关，大脑损伤后其他区域的重塑，替代缺失的功能，使得运动和语言恢复。

有创颅内电刺激治疗卒中的动物实验机制，1 期、2 期动物实验有效，3 期实验失败。①刺激病灶周围区域开启卒中后大范围的区域重塑功能替代，偶尔也有远隔部位参与，包括轴突密度增加、神经元再生、突触效能增加。②康复锻炼合并电刺激治疗引起的功能重组区域包括了靶向部位及其连接的区域，可能有 LTP 样突触重塑参与。

多项动物研究表明，单侧大脑半球受损后促发代偿机制，未受损区域的神经元产生新的连接，部分这些代偿需要行为学上的练习。大鼠实验在受损区域周围的 GAP-43 的免疫学活性增加提示轴索的迅速增加，而且突触小泡蛋白的免疫活性也出现了增加，提示未受损区域脑区的突触增加。而有趣的是 GAP-43 的明显增加发生在早期（3 天，7 天和 14 天），而突触小泡蛋白则发生在后期（14 天，30 天和 60 天），提示轴索的增加伴随着突触的发生。受损后开始的几天中，第 V 层神经元，主要为高级皮质轴索的分支开始增长，在第 18 天达到顶峰，此时第 V 层轴索分支的数量明显增加，损伤后第 10 天，有髓轴索减少，第 30 天后轴索分支开始减少，提示可能轴索出现修剪。但是分支仍较正常时增加，损伤 30 天后，突触的数量和每个第 V 层神经元轴索细胞膜表面积是明显增加的，而且突触的密度、多突触的比例增加，在第 10 ～ 18 天时这些还尚未发生，每神经元的单个突触数量并没有增加。

4）TMS 促进两侧大脑半球调节：正常人两侧大脑半球间存在相互抑制作用，正常状态下是相互平衡的，当一侧大脑发生损伤，比如外伤、卒中等，这种平衡将被打破，造成患侧半球对健侧半球的胼胝体抑制作用减弱，而健侧半球对患侧半球的胼胝体抑制作用增强。这种平衡失调与大脑皮质的可塑性和功能的恢复程度存在一定的相关性。

rTMS 可促进调节单侧大脑半球损伤后的平衡失调。新兴的大脑网络学说正是使用了包括直接电刺激等技术研究感觉运动、视空间、语言和社会认知系统间的联系，以及这些神经网络之间和多种模式之间的联系，比如工作记忆、注意力、执行功能和意识水平。

脑网络结构主要有 3 个主要层次，包括：①突触的微观结构；②区域间连接的中等层次结构，如感觉皮质至运动皮质的传出纤维；③整个大脑宏观结构，如丘脑、皮质间的连接。

rTMS 进行卒中康复的目的：增加病灶侧的兴奋性；减少有

害代偿（如病灶对侧运动皮层的过度兴奋）；平衡双侧大脑半球的运动皮质，重建其统一整体性；增加运动系统对常规康复锻炼的反应，易化皮质的运动学习（'add-on'治疗）；减少剩余功能区的受损。

5）rTMS治疗PD运动症状：目前指南仅有双侧M1区高频刺激对PD改善运动症状有C级证据，其他还尚待研究，可能与研究中使用的rTMS方案差别较大有关。现有研究多表明rTMS可缓解运动症状，短期和长期疗效均高于假刺激组。最新的Meta分析显示rTMS对PD患者的运动症状有轻到中等的治疗效果，低频rTMS有效，合并平均差3.3（95%CI：1.6～5.0，P=0.005）。高频rTMS对PD患者运动症状治疗效果显著，合并平均差3.3（95%CI：1.6～0.7，P=0.08）。

6）rTMS治疗PD非运动症状

①睡眠障碍：2/3PD患者存在睡眠障碍，是PD非运动症状中的一种，疾病早期即可出现。主要表现为缩短睡眠的整体时间，降低睡眠质量，增加睡眠碎片时间。其中，浅睡眠和睡眠中断最常见。PD患者睡眠结构紊乱，高级皮质在非快速动眼睡眠障碍（non-REM）期代谢降低，高频rTMS可以增加皮质兴奋性，减少皮质的抑制。多项研究证实除了下丘脑，基底节也参与了睡眠调节。rTMS还可对皮质下结构产生作用，比如基底节，调节睡眠障碍。患者服用安定药物后，睡眠的改变明显不同于正常的

生理睡眠，使慢相睡眠（NREM）与快速眼动睡眠（REMS）的周期数增加。而 TMS 能够增加失眠患者的Ⅰ期、Ⅱ期、Ⅲ期和Ⅳ期睡眠慢波的波幅，从而增加睡眠深度，更接近于自然睡眠，有助于机体恢复，同时对增加记忆有所帮助。既往研究证实，顶叶刺激改善了睡眠质量、睡眠时间，并减少了夜间觉醒的次数，且作用持续数天；而同样在运动区的刺激则没有显示类似效果。也有多项研究表明高频刺激颞叶显著有效。

②言语不利：目前研究多认为高频有效，但是实验的重复性较差，疗效有待于进一步验证。

③痴呆：既往研究显示额叶低频对 PDD 有效，高频刺激 DLPFC 无效。但须进一步验证。

54. 重复经颅磁刺激治疗帕金森病疗效的影响因素

TMS 自 1985 年 Barker 等首先创立并用于人脑皮质功能研究以来，已逐步发展成为一种安全、简便、不良反应小以及适应证较广的神经调控治疗新方法。1994 年 Pascual Leone 等首次将其应用于 PD 的治疗，他们发现给予 M1 阈下高频 TMS 后，PD 患者运动症状可明显改善。

但 TMS 对 PD 的治疗仍处于研究探索阶段。以往认为 TMS 感应磁场穿透力有限，刺激深度只能达到 1.5 ～ 3cm 的浅层大脑皮质，而近年来随着对脑网络的深入研究及刺激线圈的改良刺激模式的调整，对深部神经核团的调控也已经可以实现，尤其是 rTMS，其神经调控作用可维持相对较长时间，在临床上更为常用。

本文就当前关于 rTMS 治疗 PD 疗效的影响因素研究进展加以综述，旨在为其临床应用及后续研究提供参考。

（1）rTMS 治疗 PD 的有效性

1）rTMS 对 PD 运动症状和非运动症状的改善作用：PD 临床表现主要有运动迟缓、震颤、强直及步态姿势异常等运动症状及认知损害、自主神经功能紊乱等非运动症状。一项纳入了 20 项研究共 470 例 PD 患者（不同用药情况、不同运动症状、不同疾病持续时间及不同严重程度的患者）的 Meta 分析显示，rTMS 组与假刺激组相比较，PD 运动症状有改善，但其标准化均数差 SMD=0.46，说明达成一个最优的治疗模式仍有困难，需要继续探索。

rTMS 对 PD 非运动症状的疗效，也得到了众多研究的肯定。Shimamoto 等应用 0.2Hz 的 r TMS 治疗 PD 患者 2 个月，发现可显著改善 PD 患者的神经、行为和情绪状态，从而改善其运动功能障碍和日常生活能力。一项 Meta 研究显示，rTMS 治疗与假刺激组相比较，PD 患者 HRSD 评分提高，对 PD 患者的抑郁症状改善率接近于 SSIRs 药物治疗。

2）rTMS 治疗 PD 的电生理证据：Andrese 等发现，PD 患者大脑皮质静息阈值（relaxed motor threshold，RMT）低于正常对照者，中枢运动传导时间（central motor conduction time，CMCT）缩短、波幅增加。而 Kim 等研究表明，rTMS 治疗后患者 RMT 升高，CMCT 延长，波幅减小。

3）rTMS 治疗 PD 的影像学证据：Gonzalez-Garcia 等报道 25Hz，80%RMT，8 字形线圈的高频重复经颅磁刺激（high-frequency repetitive transcranial magnetic stimulation，HFrTMS）作用于双侧 M1 区治疗 12 周，PD 患者 UPDRS Ⅲ 评分改善率为 19%，运动迟缓症状改善尤为明显。同时，在治疗前 1 周和结束最后一次治疗后立即进行功能影像学检查，患者在执行复杂的手指活动任务时，前额区皮质与辅助运动区之间的功能联系发生了改变，在执行简单手指活动任务时，尾状核区的活动明显增加，患者运动迟缓症状的改善可能与此有关。

4）rTMS 对黑质区多巴胺能神经元的影响：动物实验结果显示，对 PD 模型大鼠施行经头前部磁刺激治疗后，其海马及纹状体神经元多巴胺水平显著升高。Vonloh 等在评价低频重复经颅磁刺激（low-frequency repetitive transcranial magnetic stimulation，LF rTMS）对 MPTP 诱导的 PD 模型小鼠的保护作用研究中发现，PD 小鼠运动协调障碍显著改善，黑质多巴胺能神经元变性也明显得到改善，酪氨酸羟化酶的表达增多。此外，脑源性神经营养因子和神经胶质细胞源神经营养因子的表达也增多，LF rTMS 对黑质多巴胺能神经元变性的改善作用，可能是由此而实现的。

（2）rTMS 治疗 PD 的安全性

在一项统计了 84 项单脉冲和（或）成对脉冲 TMS（1091 例）和 77 项 rTMS（1137 例）研究的文献综述中，单脉冲和（或）成对脉冲 TMS 的不良事件发生率为 0.18%，rTMS 的不良事件发生率为 4%，均无癫痫报道，不良事件包括短暂性头痛、头皮痛、耳鸣、先已存在的疼痛加重和肌肉抽搐，还有一例 rTMS 刺激 SMA 导致 PD 症状一过性加重的报道。

（3）rTMS 治疗 PD 疗效的影响因素

rTMS 以法拉第电磁感应定律和电磁转化原理为理论基础，刺激线圈中的强大瞬变电流产生可穿透颅骨的不断变化的感应磁场，继而在脑组织神经元内形成感应电流，通过影响神经元电信号的传导，改变中枢神经系统的兴奋性，调控内源性神经递质合成与释放，实现神经调控的目的。影响因素可以分为物理和生物两方面，物理因素主要有刺激线圈和刺激模式，生物因素主要为靶区皮质。

以下为电磁感应中一些相关计算公式：① $B=NI_1L$（B 感应磁场强度；N 线圈匝数；I_1 通过线圈的电流；L 电感）；② $L=k\mu_0\mu_s N_2 S/l$[k 系数，取决于线圈半径与长度的比值；μ_0 真空磁导率 $=4\pi\times10^{-7}$；μ_s 线圈内部磁芯的相对磁导率；S 线圈横截面积（单位 m^2）；l 线圈长度（单位 m）]；③ $E=\Delta\Phi/\Delta t$（E 感应电动势；$\Delta\Phi/\Delta t$ 磁通量变化率）方向由楞次定律及右手定则确定；④ $\Delta\Phi=\Delta BS$[Φ 磁通量（单位 Wb）；B 匀强磁场磁感应强度（单位 T）；S 正对面积（单位 m^2）]；⑤ $E=I^2R$（I^2 感应电流；R 组织电阻）。

1）物理因素

①刺激线圈：刺激线圈为 rTMS 最关键的部件，其实质为一电感线圈，其感应磁场的特性（刺激范围、刺激强度）与线圈形状、大小、放置方向、线圈及磁芯材料等因素有关，根据公式①，感应磁场强度由电感线圈的电感、通过线圈的电流大小、线圈匝数决定；根据公式②，电感大小由磁芯制作材料、形状、螺距（线圈长度、缠绕圈数）、线圈半径、形状、缠绕方向等决定，线圈匝数越多，导线越粗，螺距越小，线圈内部磁芯的相对磁导率越大，电感量越大。另外，线圈放置方向、绝缘厚度及与头部的距离均可以影响感应磁场在脑组织中的作用范围、形状、大小，影响治疗效果。根据公式③④感应电势只受磁通量变化的影响，即磁场变化的速度，电流变化的加速度。

②线圈形状：有 6 种常见的刺激线圈，即 a. 大环型线圈：作用范围大，聚焦性较差，置于头顶部，可作用于双侧大脑半球，且其尺寸越大时作用的范围会越大。须注意的是其圆心部位磁感应强度最大，但此处磁感应线与下方的脑组织垂直，反而使得该处刺激最小。b. 字形线圈：又可以分为有磁芯和无磁芯 2 种，为

两个靠近放置的圆形线圈，通电时一个线圈的电流为顺时针，另一线圈的电流为逆时针，线圈中间连接处电流方向一致，感应磁场方向相同，磁感应强度相加达到最大，聚焦性较好，可以将作用范围局限于几厘米内，而且线圈方向比较好控制，但刺激面积小，深度浅，刺激范围在 2 ～ 2.5cm，与刺激量有关。c. 双锥形成角线圈：其特色在于刺激深度大，可用于脑深部核团的刺激，如深达两大脑半球裂隙内控制的盆底肌、下肢肌肉的初级运动皮质区。由两个电流方向相反的圆形线圈以钝角靠在一起，按头部轮廓尽量与弧面吻合，连接点的磁场向量叠加后比 8 字形线圈更大，局部刺激强度更高，但聚焦性比 8 字形线圈稍差，由于其特殊形状，中间凹陷的刺激点可移位范围较小，不适合刺激颞叶、额叶和外周神经根。d. 环形皇冠线圈：为按头部轮廓制成的发带样环形线圈，从头顶至中纬度部分与头皮的距离相等，其作用范围与线圈宽度及缠绕圈数有关，可以用于胼周、前额叶皮质及内侧额叶的刺激。e. C 中心线圈：外形为一拉伸的 C 形，开口向下包住头部，线圈螺距可以较大，在扩大作用范围的同时有效减小了线圈电感及磁场强度，减小了不良反应。Zhi 等研究发现 C 中心线圈及环形皇冠线圈作用深度可以达到皮质下 6 ～ 7cm，实现脑深部刺激。f. 深部刺激线圈（Hesed coil，H 线圈）：此前由于能量在脑组织中随深度增加而线性衰减，使得与 PD 发病密切相关的脑深部核团无法直接受到刺激而大大限制了其在 PD 治疗中的应用。这种线圈的形状进行了聚焦设计，一排排粗导线相编织并像一个头盔一样围绕头颅，通过三维方向的直角弯折合并成线圈，可以调整使感应磁场向量向需要刺激的部位叠加，刺激深度可达 6 ～ 8cm，可以形成空间总和的单点聚焦或沿神经走向设置的几个点的多点聚焦，还可以组合不同刺激频率进行时间总和聚焦，而且每根导线周围的磁场并不强，避免了头皮的灼痛等不适，其临床应用尚在评估阶段。

③线圈大小：线圈大小可以影响感应磁场的穿透力，以皇冠形线圈为例，增加半径及下摆扩张角可以有效减少能量衰减，使其实现脑深部刺激。当 C 型线圈达到极限，即为半球形时，可以实现磁场强度的线性衰减，有助于对能量衰减的研究。但刺激深度的决定性因素仍然是线圈形状。有研究表明，当忽略线圈形状，用线性公式计算，以 120% 运动阈值（motor threshold，MT）刺激，尽量增大线圈半径，刺激深度也很难超过 3cm，刺激深度达到 4cm 时，皮质脑区刺激强度已经达到 145%MT（指南建议的刺激强度最大可为 130%MT）。

④放置方向：以 8 字形线圈为例，Di Lazzaro 等研究指出，当其产生的电流垂直于中央回时，刺激靶肌产生相同运动诱发电位（motor evoked potential，MEP）所用电流最小。因为当其垂直于两大脑半球之间的裂隙放置时，对 M1 区的刺激可以直接作用于锥体束，而当其平行于两大脑半球之间的裂隙以矢状位放

置，根据神经元之间脑网络连接，TMS 虽然也可以通过皮质中间神经元作用于锥体束，但经过换元后作用已经被大大减弱了。

⑤线圈及磁芯材料：线圈缠绕的磁心材料对感应磁场的磁通量也有影响，有研究表明，在具有相同传导率、渗透性、等方性的线性线圈缠绕磁心中，硅钢材料的饱和磁通量为 1.8T 而矾波德明合金的饱和磁通量密度为 2.3T。

⑥刺激频率：分类：根据刺激频率大小，rTMS 分为 HF rTMS（频率 ≥ 1Hz）及 LF rTMS（频率 < 1 Hz）两种。以低频、慢速连续刺激时，频率是指每秒钟输出的脉冲数；以高频、快速刺激时，频率是指脉冲串内每秒钟输出的脉冲数。在模式化 rTMS 中，每一串丛刺激相当于常规刺激中的一个脉冲，故有丛间频率和丛内频率之分。丛间频率是指每秒钟输出的丛刺激串数，一般为 5Hz；丛内频率是指每串丛刺激内每秒钟的脉冲数，一般为 50Hz 或更高。影响：rTMS 疗效的影响因素中频率是最为重要的参数。不同频率刺激可导致双向结果，可能与长时程增强及长时程抑制有关：LF rTMS 导致局部脑血流和代谢降低，抑制局部皮质兴奋性，相应靶肌 MEP 减低；HF rTMS 增加局部脑血流和代谢，提高局部皮质兴奋性，相应靶肌 MEP 升高。HF rTMS 方案中频率参数一般设置在 4 ～ 25Hz，每串刺激时长常为 0.1 ～ 1s，最长可达 30s。其中 10Hz 为最常用的频率，方案多设置平均每串 5 ～ 6 个脉冲，刺激时程 0.4 ～ 0.5s，平均 3.2s 一个

脉冲串，也有一些研究间歇用到 10 ～ 15s，重复 250 次，平均脉冲总数 1400 个。

文献报道对 HF rTMS 治疗 PD 的疗效较为肯定，前文提及的 M1 区 rTMS 的研究中，HF rTMS 可以改善运动症状，尤其是近来对于 θ 短阵快速脉冲刺激（theta burst stimulation，TBS）的研究显示出较好的疗效，可能是这种新型刺激模式既包含连续刺激又包含间断刺激，也可能是由于这些研究刺激的部位是与 PD 发病密切相关的 SMA 和 DLPFC。对于低频 rTMS 治疗 PD 的疗效，报道不一，争议较大。前文 Wagle 等通过 Meta 分析认为，低频 rTMS 治疗 PD 有效。Shirota 等究认为，SMA 区的 1Hz 的 rTMS 对 PD 运动症状有所改善，10Hz 的 SMA 区刺激治疗对 PD 运动症状疗效无统计学意义，这可能是过高的频率造成了神经元细胞的损伤。Elahi 等研究认为，低频 rTMS 治疗 PD 效果不明显。Arias 等发现以 UPDRS 运动评分及行走试验为指标，M1 区 LF rTMS 并不改善 PD 患者运动症状。在两个大样本研究中，Okabe 等的研究表明，0.2Hz 的 rTMS 对 PD 治疗无效，Shirota 等的研究则证实低频 rTMS 对 PD 治疗有效。这两个研究之所以得出截然相反的结果，可能是由于他们所使用的其他刺激参数不同，也可能是不同刺激线圈所致。

⑦刺激强度：a. 常用参数：刺激强度是指感应磁场的磁感应强度（T），实际应用中，以对神经的刺激作用作为个体化的刺

激强度，以 MT 为基本单位，加减百分比来决定相对刺激强度，科研和临床上常用的刺激强度为 80% ～ 120%MT，可以通过调节线圈中的电流、电压来控制。b. 影响：根据公式①，只有电流为可控变因素，其大小决定感应磁场穿透力大小，电流增大时，感应磁场强度增大，刺激深度及范围扩大，脑组织内感应电势及电流增大。可以通过调节刺激电流大小，方向、变化频率以控制治疗过程。值得注意的是核心磁通量将在某一特定电流下达到饱和，这种情况下再增大刺激电流已经没有意义。反而会由于受影响的脑区域增加，产生的不良反应大大增多。

⑧刺激序列的其他参数：此外，如刺激波形为单相或者双相、刺激时间（脉宽）及串间隔不同，也导致 rTMS 产生不同的神经生理效应。在临床中需要通过捕捉和利用这些生物效应来达到诊断和治疗的目的。以方形波输出的电流经过 L-C 振荡电路整形后变为正弦波，使线圈中电流以一定的加速度发生改变，从而产生以一定速度变化的感应磁场，继而在脑组织中形成感应电流。

一项研究显示，rTMS（1Hz，15 min）刺激手部肌肉运动皮质并检测的发现单相波形刺激可以明显减小相应靶肌的 MEP，而双相波形起初对靶肌 MEP 并没有作用，延迟一段时间后出现了反应。也有研究指出，单相波形刺激作用持续时间比双相波形长。

中国医学临床百家

2）生物学因素：最终引起的神经元电位改变还与神经元的兴奋性有关，其组织电阻受到头颅大小区域神经元种类、数量，神经元髓鞘状态等多方面因素影响。关于治疗靶区的这些特性及其功能连接的详细研究将为 PD 的发病机制及 rTMS 治疗机制做出更确切的解释。

①靶区大小：M1 手区很小，所以刺激参数应尽可能地保证好的聚焦性，以减少靶区之外区域的刺激以减少不良反应。

②靶区深度：腹侧前扣带回皮质是皮质 - 皮质下 - 边缘系统脑网络的中心，与抑郁有关，位于头皮下深度大约 6cm 的位置，还有一些新的靶区如头皮下 7cm 的横核，只有一些专门设计用于脑深部刺激的线圈可以达到这些靶区，而效果也会受到限制。

③靶区兴奋性：这是疗效的决定性因素。

a. 初级运动皮质：根据 Brodman 分区，初级运动皮质位于中央前回（4 区），头皮下，厚度为 1 ～ 4mm，是控制双侧骨骼肌随意运动的中枢。大多数 TMS 研究数据都是基于 M1 区刺激可以减低相应靶肌 MEP 而得。Zanjani 等指出，rTMS 治疗后 PD 患者 UPDRS Ⅲ 评分短期（1 周）内平均改善 3.8 分，长期（1 月）无统计学差异。Maruo 等研究指出，10Hz，100%RMT，8 字形线圈的 HF rTMS 治疗后，PD 患者 UPDRS Ⅲ 评分改善率为 19%，疼痛、步行试验、手指活动均有改善，但抑郁症状无变化，多次治疗并不优于单次治疗。González-García 等研究得出结论，25Hz，80%RMT，8 字形线圈的 HF rTMS 治疗后，PD 患者 UPDRS Ⅲ 评分改善率为 19%，运动迟缓症状改善尤为明显。而 Benninger 等研究指出，50Hz，80%AMT，大环形线圈的 HF rTMS 治疗后，PD 患者运动症状未见改善，但皮质沉默时间延长。

　　b. 辅助运动区：根据 Brodman 分区，辅助运动区位于 6 区（前运动皮质，大脑半球内侧面和 M1 区前方），根据解剖和功能可以分为两个亚区，辅助运动区固有部分和前辅助运动区部分，与运动的计划有关，控制躯体自身运动的发出，而不是外界刺激下的运动反应。Hamada 等学者研究指出，5Hz 的 rTMS 作用于 SMA 区，患者运动徐缓症状有所改善。Shirota 等进行随机、双盲、多中心对照研究指出，1Hz 的 rTMS 作用于 SMA 区对 PD 运动症状有所改善，20 周中，PD 患者 UPDRS Ⅲ 评分平均提高了 6.8 分，非运动症状无统计学意义，而 10Hz 的 SMA 区刺激治疗对 PD 运动症状疗效无统计学意义。一项 rTMS 治疗 PD 的 Meta 研究进一步证实，SMA 的低频 rTMS 调控，可能较 M1 区更为有效。研究进一步发现，PD 患者 SMA 区存在异常的脑自发神经活动，并与 PD 患者运动迟缓、步态冻结等症状关系密切，这可能是 rTMS 治疗 PD 运动症状的神经基础，提示对 PD 患者脑自发神经活动异常的脑区进行 rTMS 精准治疗，可能获得更好的疗效。功能核磁共振研究显示，在进行复杂手指运动时，辅助运动区和前额叶皮质之间的联系在治疗后和治疗前 1 周相比有所改变。

c. 背外侧前额皮质（dorsolateral prefrontal cortex，DLPFC）：此区域主要用于 PD 伴发的抑郁症状，Gardoso 在相应患者左侧前额叶 DLPFC 给予 5Hz，120%RMT rTMS 治疗 4 周后，发现患者与氟西汀治疗组相比较，抑郁症状的改善并无统计学差异，但 rTMS 治疗组左侧梭状回和小脑，右侧 DLPFC 区活性下降，左侧 DLPFC、前扣带回活性增加；而氟西汀治疗后患者右侧运动前区和右侧内侧前额叶皮质活性增加，说明两者抗抑郁机制并不相同，其具体机制仍有待于研究。

d. 小脑：小脑靶区相对表浅，经颅磁刺激容易达到，解剖、病理生理和临床研究都证实了此区域本质上与 PD 的症状有关。小脑的经颅磁刺激对左旋多巴引起的异动症有效。对有运动迟缓及肌强直的 PD 患者，进行同侧小脑的 θ 短阵快速脉冲刺激，可以改善其症状，且持续时间可达 4 周。除了与辅助运动区和其他皮质的联系以外，还有很多机制可以解释小脑区域刺激有效的原因，或许 fMRI 和脑功能连接的研究可以帮助我们更好的做出解释。

④生物节律：有研究表明 PD 患者上午和下午进行 TMS 治疗，治疗效果是不同的，或许与激素水平、神经调质水平和神经可塑性有关。以后的研究和临床治疗应对此加以注意以提高疗效，其余影响神经可塑性和兴奋性的因素如月经周期也应当加以重视。

⑤组织电阻：组织电阻与神经元种类和数量有关，髓鞘的性质也影响组织电阻的大小。这或许可以解释 TMS 治疗的个体差异性。

⑥其他：患者年龄、焦虑程度等情绪因素、睡眠、服用药物、大脑萎缩程度、酗酒、吸烟及共存疾病等叠加的生理或病理状态对相应脑组织兴奋性都有影响，在制定治疗方案时须做综合考虑，如抑郁症患者左侧额叶背外侧功能活动常常是降低的，如用 LF rTMS 进行治疗，会加重病情。

4）展望

虽然 rTMS 是一种安全、微创、非侵入并有效的神经调控方式，可以治疗多种神经精神疾病，对于 PD 的运动症状及非运动症状都有一定疗效，但其起效时间有限，远程疗效差，一些深部核团也难以进行有效刺激，其刺激范围难以控制，所以，仪器设备的改良，如深部刺激线圈这样的技术仍有待于进一步研究。对于疗效影响因素例如刺激参数中的刺激频率仍有争议，相关多中心随机对照研究仍有待进行加以明确。对 PD 患者不同程度的不同脑区及脑连接改变进行量化评估和靶向定位已经可以实现。再应用适当参数的 rTMS 调控这些有连接的脑功能区，为 rTMS 个体化、精准化治疗 PD 这一目标奠定了坚实的理论基础。今后，相关量化研究及实施方案的确立，亟待深入研究。

参考文献

1.陈昭燃，张蔚婷，韩济生.经颅磁刺激：生理、心理、脑成像及其临床应用.生理科学进展，2004，35（2）：102-106.

2.Eldaief MC，Press DZ，Pascual-Leone A.Transcranial magnetic stimulation in neurology：a review of established and prospective applications.Neurol Clin Pract，2013，3（6）：519-526.

3.Opitz A，Windhoff M，Heidemann RM，et al.How the brain tissue shapes the electric field induced by transcranial magnetic stimulation.Neuroimage，2011，58（3）：849-859.

4.Salvador R，Silva S，Basser PJ，et al.Determining which mechanisms lead to activation in the motor cortex: a modeling study of transcranial magnetic stimulation using realistic stimulus waveforms and sulcal geometry.Clin Neurophysiol，2011，122（4）：748-758.

5.Thielscher A，Opitz A，Windhoff M.Impact of the gyral geometry on the electric field induced by transcranial magnetic stimulation.Neuroimage，2011，54（1）：234-243.

6.Di Lazzaro V，Ziemann U，Lemon RN.State of the art: Physiology of transcranial motor cortex stimulation.Brain Stimul，2008，1（4）：345-362.

7.Douglas RJ，Martin KA.What's black and white about the grey matter? Neuroinformatics，2011，9（2-3）：167-179.

8.张新，李建军.经颅磁刺激研究及应用进展.中国康复理论与实践，2006，

12 (10)：879-882.

9.Buch ER，Mars RB，Boorman ED，et al.A network centered on ventral premotor cortex exerts both facilitatory and inhibitory control over primary motor cortex during action reprogramming.J Neurosci，2010，30 (4)：1395-1401.

10.Buch ER，Johnen VM，Nelissen N，et al.Noninvasive associative plasticity induction in a corticocortical pathway of the human brain.J Neurosci，2011，31 (48)：17669-17679.

11.Thomson RH，Rogasch NC，Maller JJ，et al.Intensity dependent repetitive transcranial magnetic stimulation modulation of blood oxygenation.J Affect Disord，2012，136 (3)：1243-1246.

12.Lo EH.Degeneration and repair in central nervous system disease.Nat Med，2010，16 (11)：1205-1209.

13.Ueyama E，Ukai S，Ogawa A，et al.Chronic repetitive transcranial magnetic stimulation increases hippocampal neurogenesis in rats.Psychiatry Clin Neurosci，2011，65 (1)：77-81.

14. Zhang Y，Mao RR，Chen ZF，et al.Deep-brain magnetic stimulation promotes adult hippocampal neurogenesis and alleviates stress-related behaviors in mouse models for neuropsychiatric disorders.Mol Brain，2014，7 (1)：11.

15.Furtado CP，Hoy KE，Maller JJ，et al.An investigation of medial temporal lobe changes and cognition following antidepressant response：a prospective rTMS study.Brain Stimul，2013，6 (3)：346-354.

中国医学临床百家

16.Larsen RS，Sjöström PJ.Synapse-type-specific plasticity in local circuits.Curr Opin Neurobiol，2015，35：127-135.

17.Ridding MC，Ziemann U.Determinants of the induction of cortical plasticity by non-invasive brain stimulation in healthy subjects. J Physiol，2010，588（Pt 13）：2291-304.

18.Tang A，Thickbroom G，Rodger J.Repetitive transcranial magnetic stimulation of the brain：mechanisms from animal and experimental models.Neuroscientist，2015.

19.Duffau H.Stimulation mapping of white matter tracts to study brain functional connectivity.Nat Rev Neurol，2015，11（5）：255-265.

20.Jbabdi S，Sotiropoulos SN，Haber SN，et al.Measuring macroscopic brain connections in vivo.Nat Neurosci，2015，18（11）：1546-1555.

21.Xiao H，Yang Y，Xi JH，et al.Structural and functional connectivity in traumatic brain injury.Neural Regen Res，2015，10（12）：2062-2071.

22.Mally J.Non-invasive brain stimulation（rTMS and tDCS）in patients with aphasia：mode of action at the cellular level.Brain Res Bull，2013，98（5）：30-35.

23.Shah PP，Szaflarski JP，Allendorfer J，et al.Induction of neuroplasticity and recovery in post-stroke aphasia by non-invasive brain stimulation.Front Hum Neurosci，2013，7（7）：888.

24.Dhaliwal SK，Meek BP，Modirrousta MM.Non-invasive brain stimulation for the treatment of symptoms following traumatic brain injury.Front Psychiatry，2015，6（1A）：119.

中
国
医
学
临
床
百
家

25.Lefaucheur JP, André-Obadia N, Antal A, et al.Evidence-based guidelines on the therapeutic use of repetitive transcranial magnetic stimulation (rTMS) .Clin Neurophysiol, 2014, 125 (11) : 2150-2206.

26.Deng ZD, Lisanby SH, Peterchev AV.Coil design considerations for deep transcranial magnetic stimulation.Clin Neurophysiol, 2014, 125 (6) : 1202-1212.

27.Chou YH, Hickey PT, Sundman M, et al.Effects of repetitive transcranial magnetic stimulation on motor symptoms in Parkinson disease: a systematic review and Meta-analysis.JAMA Neurol, 2015, 72 (4) : 432-440.

28.Kalia LV, Lang AE.Parkinson's disease.Lacet, 2015, 386 (9996) : 896-912.

29.Xie CL, Chen J, Wang XD, et al.Repetitive transcranial magnetic stimulation (rTMS) for the treatment of depression in Parkinson disease: a Meta-analysis of randomized controlled clinical trials.Neurol Sci, 2015, 36 (10) : 1751-1761.

30.Kim YK, Shin SH.Comparison of effects of transcranial magnetic stimulation on primary motor cortex and supplementary motor area in motor skill learning (randomized, cross over study) .Front Hum Neurosci, 2014, 8 (8) : 937.

31.Dong Q, Wang Y, Gu P, et al.The neuroprotective mechanism of low-frequency rTMS on nigral dopaminergic neurons of Parkinson's disease model mice. Parkinsons Dis, 2015, 2015 (2) : 564095.

32.Vonloh M, Chen R, Kluger B.Safety of transcranial magnetic stimulation in Parkinson's disease: a review of the literature.Parkinsonism Relat Disord, 2013, 19 (6): 573-585.

33.Deng ZD, Lisanby SH, Peterchev AV.Coil design considerations for deep transcranial magnetic stimulation.Clin Neurophysiol, 2014, 125 (6): 1202-1212.

34.Maruo T, Hosomi K, Shimokawa T, et al.High-frequency repetitive transcranial magnetic stimulation over the primary foot motor area in Parkinson's disease. Brain Stimul, 2013, 6 (6): 884-891.

35.Wagle Shukla A, Shuster JJ, Chung JW, et al.Repetitive transcranial magnetic stimulation (rTMS) therapy in Parkinson Disease: a Meta-analysis.PMR, 2016, 8 (4): 356-366.

36.Shirota Y, Ohtsu H, Hamada M, et al.Supplementary motor area stimulation for Parkinson disease: a randomized controlled study.Neurology, 2013, 80 (15): 1400-1405.

37.Shirota Y.Repetitive transcranial magnetic stimulation (rTMS) therapy for Parkinson disease.Rinsho Shinkeigaku, 2013, 53 (11): 1050-1052.

38.Peterchev AV, Wagner TA, Miranda PC, et al.Fundamentals of transcranial electric and magnetic stimulation dose: definition, selection, and reporting practices. Brain Stimul, 2012, 5 (4): 435-453.

39.Zanjani A, Zakzanis KK, Daskalakis ZJ, et al.Repetitive transcranial magnetic stimulation of the primary motor cortex in the treatment of motor signs in Parkinson's disease: a quantitative review of the literature.Mov Disord, 2015, 30 (6): 750-758.

40.Benninger DH, Iseki K, Kranick S, et al.Controlled study of 50-Hz repetitive transcranial magnetic stimulation for the treatment of Parkinson disease.Neurorehabil

Neural Repair，2012，26（9）：1096-1105.

41.Houck BD，Person AL.Cerebellar loops：a review of the nucleocortical pathway.Cerebellum，2014，13（3）：378-385.

42.Helmich RC，Hallett M，Deuschl G，et al.Cerebral causes and consequences of parkinsonian resting tremor：a tale of two circuits?Brain，2012，135（Pt 11）：3206-3226.

43.Sweet JA，Walter BL，Gunalan K，et al.Fiber tractography of the axonal pathways linking the basal ganglia and cerebellum in Parkinson disease：implications for targeting in deep brain stimulation.J Neurosurg，2014，120（4）：988-996.

44.Bostan AC，Strick PL.The cerebellum and basal ganglia are interconnected. Neuropsychol Rev，2010，20（3）：261-270.

（柳 竹 叶 娜 整理）

出版者后记
Postscript

　　1 年时间，365 个日夜，300 位权威专家对每本书每个细节的精雕细琢，终于，我们怀着忐忑的心情迎来了《中国医学临床百家》丛书的出版。我们科学技术文献出版社自 1973 年成立即开始出版医学图书，40 余年来，医学图书的内容和出版形式都发生了很大变化，这些无一不与医学的发展和进步相关。

　　近几年，中国的临床医学有了很大的发展，在国际医学领域也开始崭露头角。以北京天坛医院牵头的 CHANCE 研究成果改写美国脑血管病二级预防指南为标志，中国一批临床专家的科研成果正在走向世界。但是，这些权威临床专家的科研成果多数首先发表在国外期刊上，之后才在国内期刊、会议中展现。如果出版专著，又为多人合著，专家个人的观点和成果精华被稀释。

　　为改变这种零落的展现方式，作为科技部所属的唯一一家出版机构，我们有责任为中国的临床医生提供一个系统展示临床研究成果的舞台。为此，我们策划出版了这套高端医学专著——《中国医学临床百家》丛书。"百家"既指临床各学科的权威专家，也取百家争鸣之义。

丛书中每一本书阐述一种疾病的最新研究成果及专家观点，按年度持续出版，强调医学知识的权威性和时效性，以期细致、连续、全面展示我国临床医学的发展历程。与其他医学专著相比，本丛书具有出版周期短、持续性强、主题突出、内容精练、阅读体验佳等特点。在图书出版的同时，同步通过万方数据库等互联网平台进入全国的医院，让各级临床医生和医学科研人员通过数据库检索到专家观点，并能迅速在临床实践中得以应用。

在与专家们沟通过程中，他们对丛书出版的高度认可给了我们坚定的信心。北京协和医院邱贵兴院士表示"这个项目是出版界的创新……项目持续开展下去，对促进中国临床学科的发展能起到很大作用"。北京大学第一医院霍勇教授认为"百家丛书很有意义"。复旦大学附属华山医院毛颖教授说"中国医学临床百家给了我们一个深度阐释和抒发观点的平台，我愿意将我的学术观点通过这个平台展示出来"。我们感谢这么多临床专家积极参与本丛书的写作，他们在深夜里的奋笔，感动着我们，鼓舞着我们，这是对本丛书的巨大支持，也是对我们出版工作的肯定，我们由衷地感谢！

在传统媒体与新兴媒体相融合的今天，打造好这套在互联网时代出版与传播的高端医学专著，为临床科研成果的快速转化服务，为中国临床医学的创新及临床医生诊疗水平的提升服务，我们一直在努力！

科学技术文献出版社

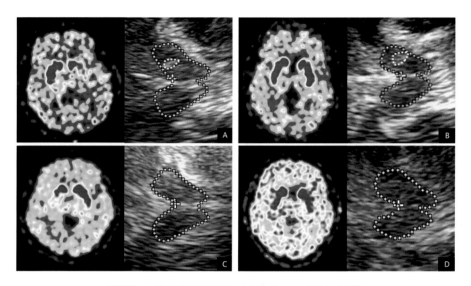

彩插 4例典型患者PET（左）与TCS（右）结果

注：A图.PET及TCS均为阳性，PET可见左侧豆状核 ^{11}C-CFT 摄取减低，TCS可见蝶形中脑内黑质强回声；B图.PET阴性而TCS阳性；C图.PET阳性而TCS阴性；D图.PET及TCS均为阴性，PET示双侧豆状核 ^{11}C-CFT 摄取对称正常，TCS蝶形中脑内未见黑质强回声。